発達障害にクスリはいらない

葉子クリニック院長　内山葉子

食育心理研究所代表　国光美佳

この本について・対談

葉子クリニック院長　内山葉子
食育心理研究所代表　国光美佳

内山　今回の本は『発達障害にクスリはいらない〜子どもの脳と体を守るレシピ40』というタイトルです。

国光　発達障害は、診断されると同時にクスリが処方されることが多いのが現状です。そんな中、このタイトルはかなりセンセーショナルだと思います。ましてや、そんなことをいうドクターも少ないと思います。

内山　私にはセンセーショナルなイメージは全然なく、自分の体験に基づいた話です。私は2009年に、北九州市で葉子クリニックを開業しました。私はもともと腎臓内科医です。当時、腎臓に対する治療は、〝クスリをやめて、腎臓の負担を減らすこと〟でした。ですから、開業するにあたって、できるだけクスリを使わない医療をしようと思い、代替療法を含めて、いろいろな健康情報を調べました。しかし、あまりにもたくさんの情報があり、私自身がすごく戸惑ったわけですね。

国光　食事療法についても、いろいろな考え方がありますね。

内山　食事の問題も含め、「医師の私のように、ある程度の医療のプロとして働いている人間が、こんなに戸惑うなら、一般のかたはもっと迷うのではないか」と思いました。それで、情報を整理して、皆さんにお伝えして、やっぱり「自分の病気は、自分で治していく」という考えに気づいてもらいたいと思いました。

国光　お医者さんというより、教育者という立場ですね。

内山　できるだけクスリを使わない医療を行っていると、お子さんたちが来られるようになってきました。なおさら、食事や漢方など、なるべく安心で安全なもので治療していくようにしました。
こうして食事をケアしていくうちに、発達障害のお子さんとか、「来年からは通常の学級は無理ですね」といわれていたお子さんのお母さんから、「先生のいうとおりの食事をしていたら、かんしゃくを起こさなくなって、通常学級に入れました」という報告をいただくようになりました。

国光　それは素晴らしいことです。

内山　私としては、「この子は発達障害といわれていたのね」「本当に発達障害だったのかな」と思った、疑問を持ったということはあります。

国光 その辺りのことは、この本にも書かれていますね。

内山 とにかく、お子さんたちの状態がよくなっていくんですね。

私は、「消化をいかに上手にするかが大切」と伝えるとともに、「フレッシュな食べ物、素材そのものを食べましょう」「バランスのよい食事をしましょう」という食事の指導をしています。そのなかで、「小麦や乳製品をやめてもらうのが、発達障害のなかでも特に〝自閉症スペクトラム〟といわれているお子さんにすごく効果的」という話を、海外のカンファレンス（医療分野の学術会議）に行ったときに学びました。

国光 内山先生は『パンと牛乳は今すぐやめなさい』という本を書かれています。

内山 そういうお子さんは、けっこうおなかにカビがいることもわかっています。

私はこれまで大人向けに何冊かの本を書いた一方で、「お子さんたちの食事を見直してほしい」とずっと思っていました。実際、食事を見直したら、本当にシビアなクスリがいらなくなった、クスリをやめても大丈夫になったかたもたくさんいます。でも、私のクリニックでは、専門的な検査をしたり、サプリメンテーション（サプリメント摂取の指導）をしたりしていますが、実は食事を変えるだけでもかなりよくなります。ですから、わざわざ病院に行かなくても、自力で改善できることを示すために、国光さんに協力をお願いしたわけです。

国光　お声がけいただき、ありがとうございます。

内山　国光さんは以前から、お子さんの心身の不調を食事のケアでよくしていくという活動をやられていて、尊敬しかありません。どうしてこういう活動を始めたか、そのきっかけを教えてください。

国光　さかのぼるといろいろありますが、まず内山先生との出会いをお話したいと思います。内山先生とは、2018年に京都で開催された「キレる子どものための食育インストラクター養成講座」に、講師にきていただいたことで知り合いました。あのとき、受講生やスタッフがみんな本当に感動しました。お医者様が、「当たり前の食事でいいんです。当たり前の食事で、できることがあるんです」とおっしゃっていただいたのです。すごい希望をいただきました。

内山　そうでしたね。

国光　そこに至るまでの経緯としては、私は20代で幼児教育にかかわっています。子どもたちの心のケアとか保育のほうにいたんですよね。でも当時は特に変わったことはしていませんでした。

現在は、保育園給食での食の取り組みも広がってきましたが、当時の幼児教育や療育の現場は、食事のことよりも、行動療法とか認知療法に行きがちでした。でも結婚してからは、食事療法の勉強を始め、「食品と暮らしの安全基金」でのミネラル調査にかかわりました。こうして、保育・教育をよくするには、食の力がとても大事だと気づいたのです。

内山 そうですね。

国光 でも、私も恥ずかしながら、幼児教育の現場にいるときは、全くそういうところまで頭がいきませんでした。当時の私が「食事が大事」と言われても、ピンとこなかったと思います。いったん現場を離れて、自分で家庭を持ったときに、「食事は大事だな」と思ったわけです。

さらに、食の安全性に興味がいきました。「農薬ってどうなの」「添加物の問題は？」などです。そのころ、「食品と暮らしの安全基金」を紹介され『食べなきゃ危険！・食卓はミネラル不足』という本を書きました。

内山 私も読みました。

国光 ありがとうございます。私はいずれ保育の現場に戻りたいと思っていたのですが、この本にかかわって、食の安全性とか環境とかを勉強しているうちに、２００８年から「現代食のミネラル不足が心身の不調に影響するのではないか」というモニター調査にかかわることになりました。その調査の中で、発達障害と診断された子どもたち、深い悩みを抱えるお母さんたちと出会っていったのです。

内山 どんな子どもたちでしたか？

国光 発達障害の診断が出ていた、小学生の子どもたちでした。「パニックを起こす」「夜中でも大声で騒ぐ」「発音がうまくできない」「すぐにキレる」「友達とのトラブルが絶えない」「偏食」「低体温」……など、さまざまな困りごとを抱えている子どもたちと出会いました。そして、お母さんたちのお話を伺いながら、日々の食事に、ミネラル食材や、ミネラル豊富な「天然だし」を補う方法を提案していったのです。お母さんから語られる話は、「この子を殺して私も死にたい」「電話が鳴ると、『また子どものことで何か言われる』と思って汗が出てくる」など、事態の重さ、悩みの深さを感じることばかりでした。

食事に関しては、「料理どころではない」「子どもが食べられる、食べてくれるものばかりを与える」という傾向が強かったので、そこに「ミネラル豊富な『天然だし』や、ミネラル食材をちょっとかけたり、混ぜたりする」という簡単な方法を提案しました。

内山 この本でも紹介している「天然だし粉末」やミネラル食材ですね。

国光 そうです。すると、こんな簡単なことなのにもかかわらず、子どもたちの姿に変化が見られるようになったのです。

「いつもなら、ここで暴れて部屋から出て行ってしまうのに、そうしなかった」「体力がついてきた」「よく眠れるようになった」……。正直なところ、当初は私も「まさか」と感じることが度々ありました。

もちろん、根本的な解決には、さらに多方面からのさまざまなアプローチが必要ですが、家庭で簡単にできることで、今抱えている困りごとに何かしらの変化が見られる、改善へのきっかけが得られることを目の当たりにしたことは、私にとっても衝撃でした。

内山 そんなに変わりましたか。

国光 「ミネラルを少し足そうね」くらいの話をしただけだったのですが、劇的に変わりました。

内山 味覚はどうでしたか?

国光 野菜や魚が苦手だったお子さんが、ミネラル食材や天然だし粉末などを食事に足していくうちに、「食べられるようになった」ことがありました。

内山 発達障害の子どもは、偏食がすごく多い。味覚異常がその一つの原因なんですね。今回の本は、「この子は、なんでこういう症状なんだろう」と皆さんに気づいてもらうのも目的です。発達障害は、「心の病だ」「脳の問題じゃないか」とか、さまざまなことをいわれますが、実は身体症状がすごく多いですよね。今回は「体がシャキッとしない」、「フニャフニャしている」、「エネルギーがない」「太りやすい」、逆に「太れない」、「身長も伸びない」とか、キレやすい以外にも「なぜ偏食が多いのか」「なんで寝てくれないんだろう」とか、「なんでこういうことが起こるのか」をまず知ってもらいたいと思います。

国光 それは大事なことですね。

内山 知ったことで、「この子は、わがままで困ったことをいっているんじゃないんだ」とわかれば、お母さんたちの行動が変わってきます。

それを、この本ではまず解説します。そして、もう少し専門的に知りたいかたのために、大きな原因として代謝障害のお話もします。発達障害のお子さんは、体の中でうまく代謝ができてないことが多いのです。それからその代謝障害を起こす原因として、炎症や、有害物質、そしてそもそもの栄養不足について解説します。

それと、大きいストレスのこともお話しします。このように発達障害の成り立ちについて解説することで、皆さんが「なんで食事が大事なのか」ということに気づいて、納得してもらいたいと思います。そしてメチレーション回路など、ちょっと難しい

国光 部分も話しています。代謝障害の問題は、とても学びになりました。代謝に必要な酵素をしっかり働かせるためにミネラルが必要なのに、今、現代食（加工食品など、一般によく食べられている食事）が大変なことになっています。加工食品に使われる水煮食品などは、加工の工程でミネラルが抜けてしまい、実測すると食事摂取基準に満たない食品が多いのです。

内山 ミネラルは、酵素を働かさせるための補因子になります。この補因子がしっかりあれば、遺伝子トラブルがあってもカバーできるといわれているんですね。だから、国光さんが以前から行っていた「ミネラルを重視した食事」というのが、科学的にも正しかったということになるんですね。

国光 現代食について、食品と暮らしの安全基金では、毎月、ミネラル含有量を実測してきました。コンビニの弁当やセントラルキッチンの食事、駅弁、総菜などを、きちんと食品分析センターに持ち込んでいます。すると、その実測値がことごとく、国が定める食事摂取基準の推定平均必要量に足りないことがわかりました。

内山 この数字は衝撃的ですね。

国光　実際、医学部とか栄養学科で扱っているのは計算値です。それを実際に測ると、そのときの食材や、食事の作り方によって全く変わることが明らかになりました。でも、見た目がすごくきれいで、おいしそうで、栄養があるように見えます。

内山　農林水産省が、「なぜこういう『中食』（外食と家で作る食事の中間）を買うのか？」と調査をしたところ、10％前後のかたが「栄養がとれるから」「栄養バランスがいいから」といって利用しているとわかりました。

国光　だから、お年寄りが宅配弁当で有名なところのお弁当を、「作るのが大変だし、カロリーの計算ができているだろうから大丈夫」といって食べています。

内山　だから今の世の中の栄養学は、カロリーと、あとはたんぱく質や炭水化物、脂質が何グラムか。あとは塩分とか、カリウムとかぐらい。でも実際はミネラルやビタミン、いい脂肪酸も大事です。また、たんぱく質や糖質の質もすごく大事だということが、実際にやってみるとよくわかります。

国光　なので、献立を作ったときに、計算上はすべて必要量に達していても、例えば水煮食品を使うと、実際には計算の3分の1以下や半分以下という数字だったりします。

内山　これは、どこかで下処理をした野菜を、水からお湯で何回もゆでたものを、また違う水に入れて運んでる形ですね。だからミネラルやビタミンは水に溶け出てしまっています。もちろん脂溶性のビタミンもありますが、水溶性のビタミンはほとんど水の中に溶けています。水煮にしたときの煮汁を捨ててしまえば、食物繊維は残りますが、ビタミンやミネラルはほとんど残ってないわけです。

国光 なので、実測してみたら、全然数値が足りません。この差が激しいですね。本当に実測調査をもっとやらなくてはいけません。それと、ミネラルは酵素の補因子なので、神経や精神にも大きくかかわる神経伝達物質をつくる酵素や、ホルモンをつく

	カルシウム Ca	マグネシウム Mg	鉄 Fe	亜鉛 Zn	銅 Cu
推奨量	217	90	3.5	2.7	0.27
推定平均必要量	183	77	2.8	2.0	0.20
実測値	68	38	1.1	1.5	検出限界以下

18〜29歳女性

コンビニ弁当（大手３社の幕の内弁当の実測値平均）のミネラル量を、食品分析センターで実測。推定平均必要量は、半数の人が必要量を満たす量の１食分。推奨量は、ほとんどの人が必要量を満たす量の１食分

検査依頼　埼玉県食品衛生協会検査センター（単位：mg）

出典　『心身を害するミネラル不足食品』（発行：NPO 法人食品と暮らしの安全基金）

る酵素にもかかわってきます。そこでミネラルをしっかり補うという観点から、まず食の取り組みを始め、しだいに食事全体を健全にする提案を続けたのです。話を戻します。当初、モニター調査をきっかけに出会った、発達障害の診断を受けた子どもさんたちの中に、向精神薬を飲んでいるケースがありました。しかし当時は、あまりクスリには注目していませんでした。

内山　それが2015年ぐらいからですかね。会う子会う子み〜んな、クスリを飲んでいるようになったんですよ。なかには、クスリを飲み、「消えたい」「死にたい」という思春期の女の子との出会いもあり、このままではいけないと思い始めたのです。本当に向精神薬を、すごい勢いで使っています。ちっちゃいお子さんにまで。「このままだと小学校に行って大変だから」っていって、幼稚園の年長さんでクスリが出るですとかね。そういう実態を知ったときに、今まではその子の持っているちょっと大変な症状、感覚過敏であったり、味覚障害であったり、パニックだったりが、食でよくなったらいいなと思っていました。

国光　でも途中からは、「クスリを飲む前に、まず食事を変えてみようよ」「こんなものがあるよ」とお伝えするようになりました。こうして動いてる最中で、内山先生と出会ったので、本当に勇気をいただきました。

内山　まずは、家庭で簡単にできることから始め、困っている症状が少しでもよくなるように、「はじめの一歩」を踏み出してもらいたいと、実践方法を伝え続けています。さらに、スキンシップなどの心のケアも並行していくことも提案しています。まず、こういう体験から入っていくといいと思います。でも実は、ちゃんと理論があるとわかってほしいと思います。先ほどの代謝がうまく回るとか。

発達障害とかのダメージがある程度あっても、今は回復する時代なんですね。やっぱりその回復にすごく大事な要素を、今回の本はお伝えしています。先ほど、国光さんがおっしゃっていたように、クスリを使う前に、食の見直しから入っていってほしいと思います。それには、まず食事でよくなるんだということを知ってほしいと思います。『食事で治る』とまでは誰も言いませんが、食事で症状が改善したり、その子たちが過ごしやすくなったり、親御さんがとっても楽になっていく、元気になったりすることがあればいいと思います。

国光　私は必ず、お母さんにもお子さんと同じように食の取り組みをしてもらっています。

内山　お母さんたち、疲れてますよね。

国光　はい、疲れています。お母さんの心身の状態は、お子さんにも大きな影響を与えます。ですから、まずはお母さんが元気になることを優先しています。

内山　「障害の疑いがある」といわれた時点で、ものすごく不安になると思います。それから、食についていろいろな勉強をしても、何が正しいかはわからないでしょう。こうして混乱しているときに、「クスリを使わないとだめだ」と脅されるんですね。でも、クスリを使ったら絶対ダメというわけではありません。使いながらでも、お子さんが楽に過ごせるようになるために、食の大切さに気づいてほしいということで、本を作ったわけです。

国光　この本では、皆さんがご自宅で取り組みやすいように、ミネラル食材をとり入れた「子どもの脳と体を守るレシピ」を紹介しています。

内山　ぜひ、お役立てください。

はじめに

「発達障害」という言葉を耳にしたことはあると思います。「もしかしたら、うちの子は発達障害かもしれない」と思っている親御さんもいらっしゃるでしょう。「不安でどうしていいかわからない」というかたも多いと思います。

また、すでに発達障害と診断されて、「これからどうすればいいのだろう」と途方に暮れているかたや、「クスリを処方されたけれど、これを飲ませて大丈夫かしら」と、不安や疑問を抱いているかたも多いでしょう。

本書は、そんなかたがたの疑問を解消し、不安を取り除くために書きました。

発達障害とはなんでしょうか。「こころの病気?」「精神疾患?」「遺伝病?」「不治のやまい?」関連する本やインターネット情報があふれているわりには、正しい情報が伝わっておらず、実態がよくわからないまま、振り回されてしまうこともあるようです。

そして、発達障害のお子さんをお持ちの親御さんの心には、たくさんの不安や疑問が渦巻いているのではないでしょうか。「どうしてうちの子は、じっとしていられないんだろう?」「なぜうちの子はキレやすいんだろう?」「どうしてうちの子は寝ないんだろう?」

「なぜうちの子は、こんなにも好き嫌いが多いんだろう?」そういう「なぜ?」「どうして?」が、さらに不安や心配を引き起こします。

ここに挙げたような症状は、わけもなくお子さんに起こっているのではありません。お子さんがこれらの症状を起こすのには、きちんとした「理由」があります。

精神面の症状がクローズアップされがちな発達障害ですが、実はたくさんの身体症状を伴うことがあります。それにも、やはりれっきとした理由があるのです。それらの理由を知ることが、適切な対策の第一歩になります。「この子の症状はこういう理由で起こっている。だからこんな対策が有効」と、きちんと知って取り組むことで、安心して対処できるようになります。

ですから本書では、発達障害のお子さんを持つ親御さんが抱く疑問や不安に、まずお答えできるようにしました。そして、もう1つお伝えしたいのが、発達障害に対しては「クスリを使う前に」あるいは「すでにクスリを使っていても」、食事の改善をはじめとして、できることがたくさんあることです。

発達障害がどういうものであり、現在の標準的な治療がどう行われているか、詳しくは本文で述べますが、一昔前に比べると、多くの子どもたちに安易に診断が下され、すぐにクスリが処方されるケースがふえています。けれども、**実際には、クスリを使う前に、日ごろの食生活を見直したり、脳を適切に刺激する自宅でできることを取り入れたりして、改善できるケースも多い**のです。本書でそのことを知って、ぜひ家庭でできる対策に取り組んでいただければと思います。実際に、当院で行っている指導に沿って、できる範囲から食事を変えていくと、発達障害の症状が劇的によくなっていくお子さんが多くいます。

ただ、ここで気をつけたいのは、**「発達障害をよくする食事」とは、「特定の栄養素の摂取」だけではない**ということです。不足している重要な栄養素は「プラス」しなければなりませんが、その前に、**栄養素の吸収や働きを阻害しているものを「マイナス」することがとても大切**です。本書でいう「発達障害をよくする食事」は、それも含んでいます。

場合によっては、脳や体に働きかける体操や、刺激をお勧めすることもあります。それも、土台に食事改善があってこそ、じゅうぶんな効果が期待できます。また、生活環境や親御さんのお子さんとの接し方、発達障害のとらえ方なども重要です。

もちろん、日常レベルでできる食事や生活の改善だけでは難しいケースもあります。その場合は、高度な検査と良質なサプリメンテーション（サプリメント、以下サプリの投与）などを加えます。その場合も、食事改善が土台になることは変わりありません。

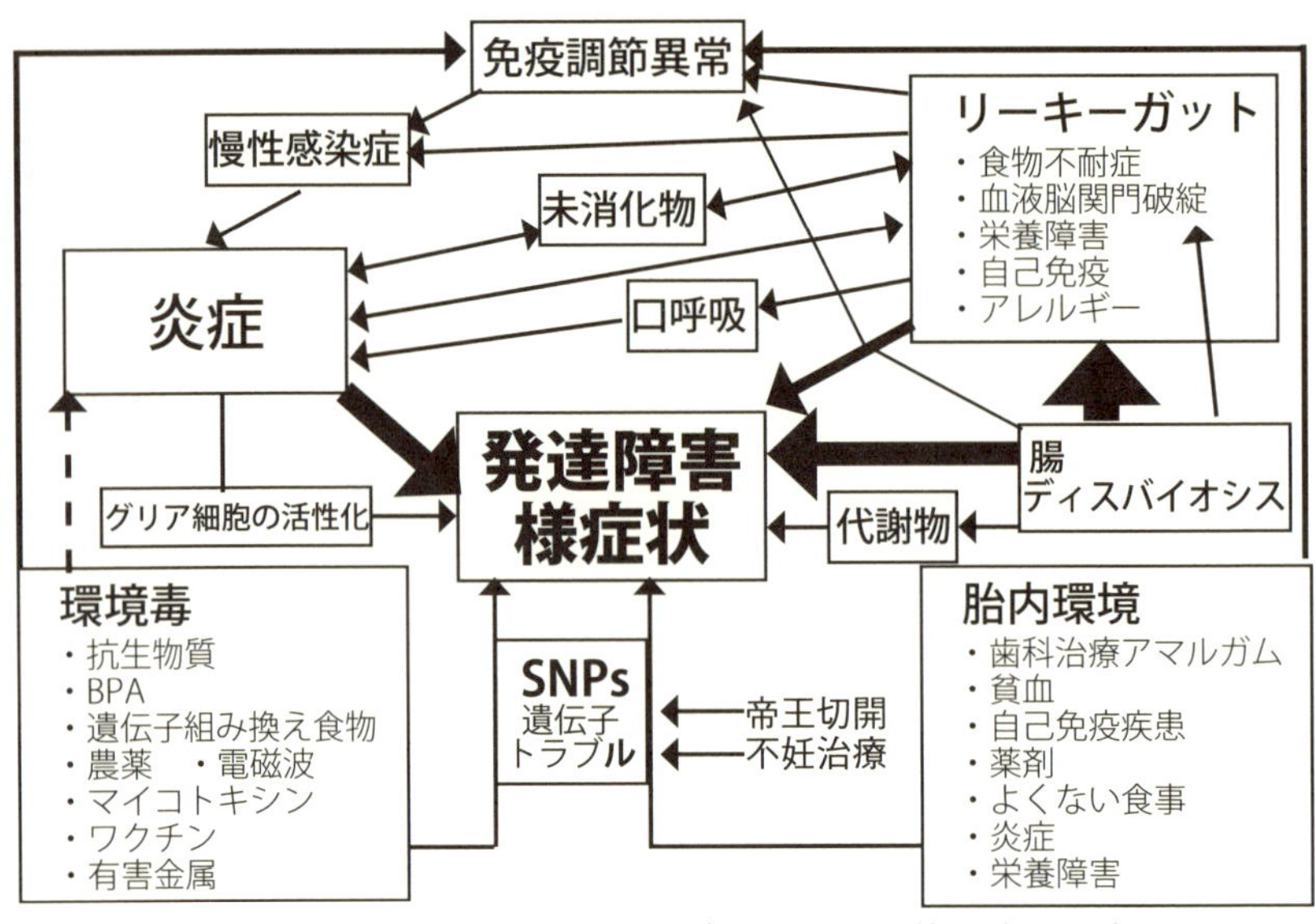

発達障害といわれている症状は、さまざまな原因が絡み合って起こっている。改善させるには、さまざまなアプローチが考えられる

クスリを使うとしても（当院では処方しませんが）、**それは最後の手段として、その前にできる食事改善などの日常的な対策を、ぜひ実践**していただけたらと思います。

また、現在、クスリを使っているお子さんでも、食事改善などを進めることで、クスリが不要になっていく例が多数あります。

当院でも、食事指導だけで改善するかたもいますが、血液検査や専門的な検査やサプリメンテーションなどを行っていることも多くあります。本書では、「食育心理研究所」代表の国光美佳さんの食事指導によって、**専門機関に行かなくても発達障害が改善したお子さんたちのケース**を紹介します。

日常的な食事の改善によって、ここまで症状がよくなるという具体例として、読者の皆さんの参考になると思います。

かつて、**脳の神経細胞は、いったんダメージを受けると回復しないと考えられていました。しかし、現在では、形を変えて回復することがわかってきています。**そのためにも、脳や体をつくる土台である食事と生活が重要です。

この本は、「発達障害の真実」を伝えるために書きました。「発達障害とはどのような状態なのか？」「家庭でどのように対処すればいいのか？」「親をはじめ、身近にいる人たちにできることは何か？」をお伝えできたらと思います。

さまざまな臓器が未熟な子どもたち。脳が成熟し、体ができていく大切な時期に、どのように食や生活の環境づくりをしてあげればよいのか、ぜひ知っておいてください。そして、子どもの心身を健やかに育むことができる方法を選んでいきましょう。

1人でも多くのかたに、本書で「発達障害の本当の改善法」を知っていただき、元気で笑顔いっぱいの子どもがふえることを願っています。

2024年盛夏

葉子クリニック院長　内山葉子

―……　……　発達障害にクスリはいらない　目次　……　……―

第1章　〝発達障害〟とはどのようなものか？

第2章　発達障害の本当の改善法

パート1　代謝を阻害する4大要因を避けよ

避けたいこと①炎症

パート3　クスリのメカニズムと弊害を知っておく

第3章　クスリに頼らず発達障害がよくなった例

子どもの脳と体を守るレシピ

第5章　発達障害のメカニズムをくわしく解説

スタッフ　ブックデザイン　横坂恵理香／料理撮影　千葉　充／料理スタイリング　古澤靖子／図版作成　田栗克己

第1章

〃発達障害〃とはどのようなものか？

〝発達障害〟にはどのようなものがあるのか

まず、「発達障害とはどのような状態なのか」についてお話ししたいと思います。

精神面の発達障害の具体的な診断名には、**注意欠陥多動性障害（ADHD）、アスペルガー症候群を含む自閉症スペクトラム、学習障害（LD）**などがあります。

本書でいう「発達障害」は、以下、主にこうした精神機能の発達障害を指します（実際には、身体面の発達と深くかかわっている部分もあります）。

２００４（平成16）年に「発達障害者支援法」という法律が制定されました。ここには、発達障害について、次のように記載されています。

「自閉症、アスペルガー症候群その他の広汎性発達障害、学習障害、注意欠陥多動性障害その他これに類する脳機能の障害であってその症状が通常低年齢において発現するもの（原文ママ）」。

これらが、主な発達障害の種類になるでしょう。

ただし、発達障害の名称や分類には、多少、あやふやなところがあるので、以下に簡単に説明しておきましょう。

●**自閉症（広汎性発達障害・自閉症スペクトラム）**

「自閉症」は、「コミュニケーションが苦手、臨機応変な対応や人間関係の構築が困難、興味や活動が偏る、一定の行動をくり返す」などを特徴とする発達障害です。

広義の自閉症に含まれる病態は幅広く、それらを**まとめて「広汎性発達障害」と呼んだり、つながりのあるものととらえて「自閉症スペクトラム障害」と呼んだり**しています（「スペクトラム」とは、虹の色のように波長の順に並べたもののこと）。

最近は、自閉症スペクトラム障害（以下「自閉症スペクトラム」）という名称が一般的になってきています。このなかに、すべての症状がそろって、言語障害や知的障害を伴う古典的な自閉症、言語障害や知的障害はあまりなく、程度も幅広いアスペルガー症候群や高次機能性自閉症などが含まれます。広汎性発達障害という表現をしたときには、神経系の発達障害を主体として、遺伝子の異常で特徴的な動きをするレット症候群なども含まれます。

●**注意欠陥・多動性障害（ＡＤＨＤ）**

「注意欠陥・多動性障害」は、英名の略称である「ＡＤＨＤ」のほうが、すでにメジャーないい方になっているかもしれません。「注意力が散漫、頻繁に忘れ物をする」などの「注意欠陥」、「じっとできない、衝動的な行動」などの「多動」の、両方もしくは一方の症状をもつ発達障害です。

一方の場合、それぞれ違う名称で呼ばれることもありますが、現在は注意欠陥・多動性障害のなかの「多動性─衝動性優勢型」「不注意優勢型」「混合型」などとされることが多くなっています。

●学習障害（LD）

「学習障害」は、全般的に知的な遅れは認められないものの、「聞く」「計算する」「話す」「書く」「読む」などのうちの一部が困難なものです。そのなかで、文字の読み書きが困難な読字障害（識字障害）を「ディスレクシア」、計算が苦手な算数障害を「ディスカリキュア」ともいいます。

アメリカの俳優、トム・クルーズや、映画監督のスティーブン・スピルバーグなどは、ディスレクシアであることを公表しています。

ほかにも発達障害であることを公表している有名人は、国内外に多くいます。発達障害というと、発達の遅れや劣っている面にとらわれがちですが、ある部分は非常に敏感だったり、すぐれていたりしている例も多く見られます。これは「発達の凸凹（でこぼこ）」と呼ばれる状態です。

有名人に限らず、一般の人でも同様に、「発達の凸凹」が生きづらさにつながることがある半面、環境を整えて「凸」の部分を生かし、活躍しているケースも多いのです。

最初から「困った子」「困った人」ととらえるのではなく、「どんな環境なら、少しでも楽に過ごせて力が発揮できるのか」という視点を持ちたいものです。

✎ POINT

☀本書では〝精神機能の発達障害〟について取り上げる

☀発達の凸凹は生きづらさにも、凸を生かして活躍するのにもつながる

10人に1人は発達障害の傾向があるといわれている

近年、34～37ページに挙げたような発達障害が、急速にふえています。

2012年の文部科学省の調査では、「普通学級に通う小学生の6・5%が発達障害と思われる」との結果が発表され、特に注目されるようになりました。その後、2022年の調査では8・8%に増加しています。

浜松医科大学の調査では、静岡県内で2004年から2014年の10年間に、発達障害の通級指導教室は10倍以上、そこに通う子どもの人数は87名から1069名にふえたとしています。また、自閉症・情緒障害の特別支援学級の在籍生徒数は、375名から1356名へと、やはり急激に増加しています。

これらの統計調査を基に、現在、日本における**発達障害の傾向のある子どもは10人に1人**ともいわれています。アメリカでは、調査によって多少のばらつきはあるものの、2020年の調査では、44人に1人が自閉症スペクトラムという結果が出ています。

国内外を問わず、発達障害は男児に多い傾向があり、女児に比べておおむね4倍以上とされています。

この背景には、**安易に医療機関での診断が行われるようになっている**、という事情もあります。発達障害で見られる症状を並べたチェックリストが作成してあります。**そのリストの項目に一定以上当てはまる子は、すべて発達障害とするような診断法**が行われているのです。

例えば、初めての病院（場所）で、初めて会う白衣を着た先生にじっと見られれば、目も合わさずに返事をしなかったり、泣き叫んだりする子どもも当然いるでしょう。現在の診断法では、それだけで「社交性がない」と判断されることもあります。

舌足らずで、同年齢の子どもよりやや言葉がはっきりしなかったり、恥ずかしがり

発達障害とは

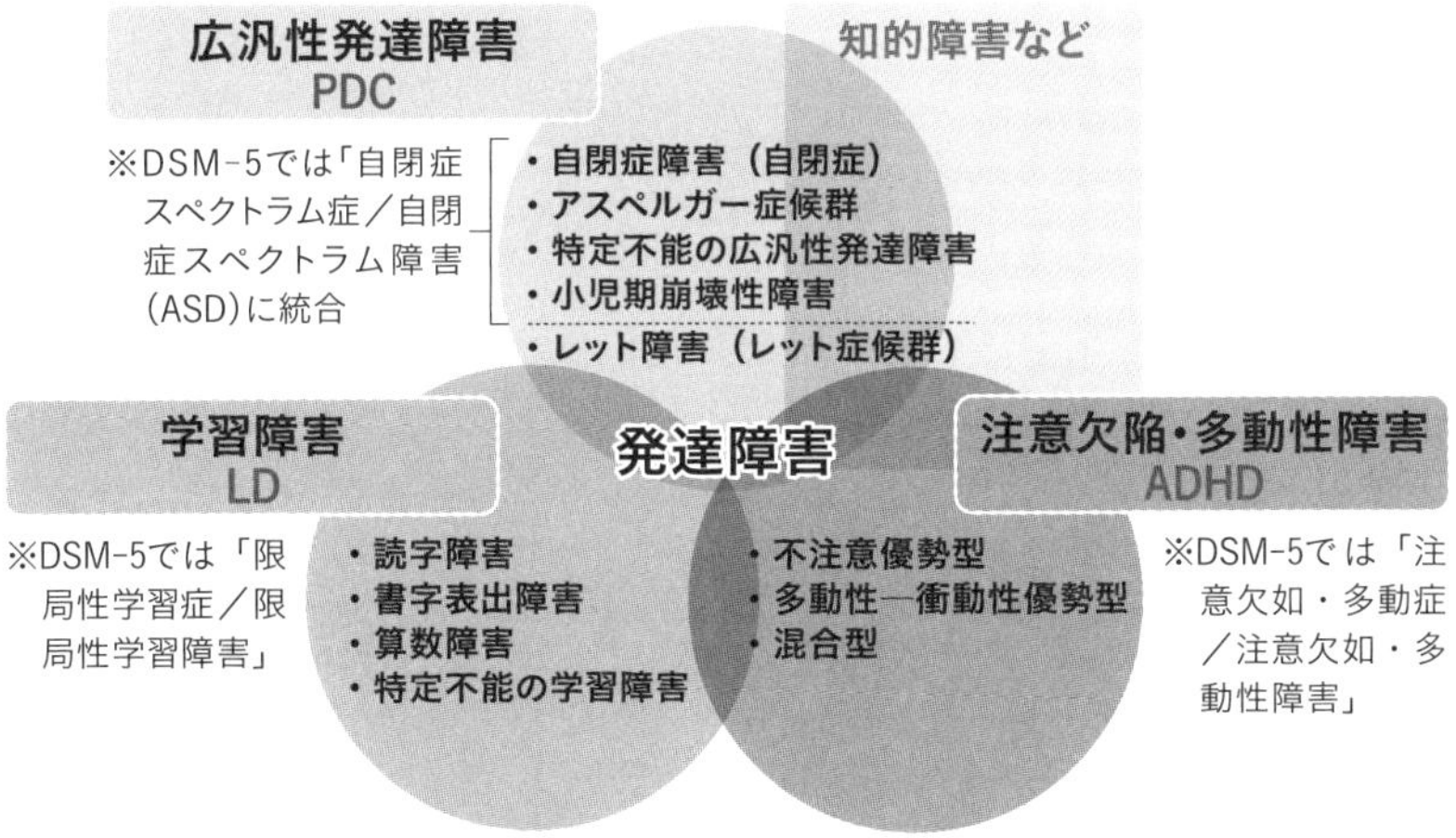

広汎性発達障害
PDC

知的障害など

※DSM-5では「自閉症スペクトラム症／自閉症スペクトラム障害（ASD）に統合

・自閉症障害（自閉症）
・アスペルガー症候群
・特定不能の広汎性発達障害
・小児期崩壊性障害
・レット障害（レット症候群）

発達障害

学習障害
LD

※DSM-5では「限局性学習症／限局性学習障害」

・読字障害
・書字表出障害
・算数障害
・特定不能の学習障害

注意欠陥・多動性障害
ADHD

・不注意優勢型
・多動性―衝動性優勢型
・混合型

※DSM-5では「注意欠如・多動症／注意欠如・多動性障害」

※この図は、ICD-10とDSM-IV-TR、DSM-5を参考にして作成した概念図です。

やでひと言もしゃべらなかったりするだけで、「言語能力に問題あり」とされてしまうこともも起こりえます。

緊張や不安で落ち着かず、イスにじっと座っていられなかったり、ウロウロしていたりすれば多動、忘れ物をすることがあるかと聞かれて「ハイ」と答えると、注意欠陥とみなされることもあるのです。

もちろん、すべての施設に当てはまるわけではありませんが、このように、**診断したときの状況などは考慮しないで、たった1回の面談やチェックなど、医師の主観が大きくかかわる形で診断される**ケースが見られます。医療に送る側の**学校の教師も、どんな状態なら「落ち着きがない」と判断するのか、その基準もきわめて主観的で、ばらつきが大きい**のが現状です。

また、小学校に入る前の幼児の段階で、字が読めないだけで発達障害と診断されることも起こっています。「そんなばかな」と思うことが、現実にあるのです。

特に、最近は自閉症を、前述のように「スペクトラム」という連続性を持ったものととらえるようになり、正常との間に明確な境目がなくなってきました。そのため、**少し個性の強い程度で、診断を下される**ことがあるのです。

新薬の販売に伴って、製薬会社から医師への宣伝・広告や、マスコミへの特集推進などの力が働き、チェックリストが普及しているという背景もあります。
こうしたさまざまな事情から、過剰診断が起こりやすくなっています。根底にそうした事情があることは、ぜひ知っておいてください。

✎ POINT

☀ チェックリストに一定項目以上当てはまると、すべて〝発達障害〟と診断されることが行われている

☀ 連続性のある「スペクトラム」ととらえるようになり、少し個性が強い程度で診断されることがある

発達障害の実数も急激に増加している

しかし、過剰診断が行われていることを考慮しても、発達障害の**実数そのものが急速にふえている**と考えざるをえません。それは、子どもたちの教室を見れば、実感としてわかります。

今から35年以上前でも、「学校の勉強についていけない」「コミュニケーションが不足している」「授業中に何度も立ち上がってトイレに行く」などの子どもが散見されることはありました。しかし、そのころには、発達障害という概念が浸透していなかったことや、当時のまだゆったりした雰囲気のなかで、周囲の子どもや大人たちも寛容に受け止めていたところがあったように思います。

それに、あくまでも「散見される」程度であり、35年以上前の教室では、基本的には静かに授業を受けるのがあたりまえの風景でした。1つのクラスには1人の担任が普通で、先生は「どのように学力を伸ばしていくか」に力を注げた時代です。

しかしこの25年で、じっとイスに座っていられない児童が出てくるようになり、騒ぐ児童が1人いると、複数人の児童がつられて騒ぎ出す光景が見られるようになりました。授業が成立しない教室が問題になり、「学級崩壊」という言葉も広まりました。

現在は、**ほぼ全クラスに発達障害のグレーゾーンと思われる子どもが複数いる**ようになり、静かに授業を受けられるクラスが「すごくいいクラスだね」と特別視されるようになっています。この対応のためだけではないでしょうが、副担任を置く学校もふえました。

実際、「うまくコミュニケーションが取れない、じっと座っていられない、集中できない、キレやすい」という子どもたちがふえています。

なぜ、このように発達障害が増加してきたのでしょうか。

✎ POINT

☀発達障害の子どもの実数は急速にふえている

☀現在は、ほぼすべてのクラスに発達障害の可能性のある子どもが複数いる

なぜ、身体症状も共通して起こるのか？

発達障害の原因は、いろいろな要素が絡むうえ、まだわかっていない部分もあります。以前は一般的に、「生まれつきの脳機能の障害によるもの」「遺伝子の問題が関係して起こる」などと考えられていました。そして今でも、広い意味での精神疾患の1つととらえられています。そういった理解から、「日常的な努力ではよくならない」「クスリが必要」ということにも結びつきがちです。しかし、ここで注目してもらいたいことがあります。

実は、発達障害のお子さんには、イライラ、不安、キレやすい、コミュニケーション困難、多動・注意散漫といった精神的な症状に加えて、ほとんどの場合、次のような身体症状が見られます。

- **寝ない、寝つきが悪い、睡眠の途中で目を覚ます**
- **疲れやすい、同じ姿勢を保つことが難しい、ゴロゴロする**
- **偏食が多い**
- **おもらし、おむつが取れるのが遅い**

・音に敏感
・チック（意志と無関係に体の一部の動きや発声をくり返すもの）
・頭痛、筋肉痛、腹痛
・吐き気、便秘、下痢、少食、過食などの消化器症状
・じんましん、ぜんそく、鼻炎、アトピー性皮膚炎などのアレルギー症状
・中耳炎、扁桃炎（へんとうえん）などの感染症のくり返し（免疫力の低下）
・筋力のなさや体力不足
・細かいことが苦手、不器用、筋力不足、歩行の違和など（運動機能障害）

このように、精神的な症状以外で多くの共通点があるのです。なぜでしょうか？その説明をするために、発達障害と深くかかわる「メチレーション回路」を紹介したいと思います。

✎POINT

☀今でも、広い意味での精神疾患の１つととらえられている
☀精神的な症状以外に、多くの共通した身体症状が見られる

体内で行われている大切な「代謝経路」

メチレーション回路とは、体内で行われている、大切な代謝経路のうちの1つです。

代謝とは、体内で1つのものがほかの物質に変わったり、分裂してふえたり、いらないものが処理されたりすること。生命を維持し、健康な心身が保たれるには、絶えず体内で無数の代謝が、スムーズに行われる必要があります。

メチレーション回路は、その代謝を支える1つの反応系です。次々に物質が変化して円を描くようにつながり、歯車が回るような反応系なので「回路」と呼ばれます。

いくつかの代謝の歯車が、一部を介して連続して回るなかで、必要なものが生まれたり、不要なものが処理されたりしています。そのメチレーション回路を、かなり簡略化して記したのが左ページの図です。実際には、もっともっと複雑です。**すべての人の細胞のなかで、その複雑な回路が回っている**のです。

メチレーション回路に含まれる主な反応系を、歯車にたとえて表現したのが48ページの図です。

この回路のなかに、

メチレーション回路

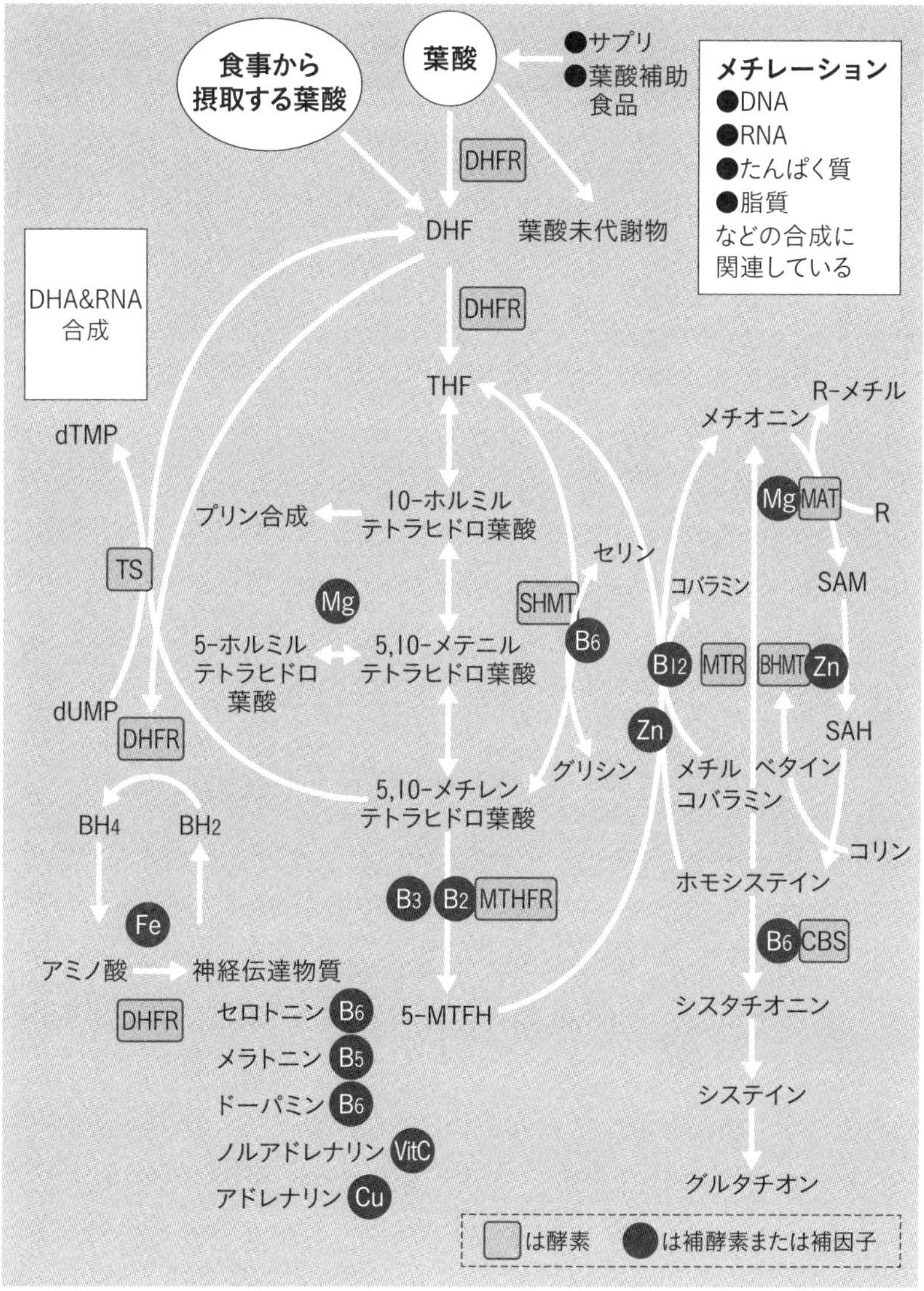

食事から摂取する葉酸

葉酸

●サプリ
●葉酸補助食品

メチレーション
●DNA
●RNA
●たんぱく質
●脂質
などの合成に関連している

DHFR

DHF　葉酸未代謝物

DHA&RNA合成

DHFR

THF

dTMP

R-メチル
メチオニン

Mg MAT　R

10-ホルミルテトラヒドロ葉酸

プリン合成

TS

セリン

コバラミン

SAM

Mg

SHMT

B_6

5-ホルミルテトラヒドロ葉酸

5,10-メテニルテトラヒドロ葉酸

B_{12} MTR

BHMT Zn

dUMP

DHFR

Zn

SAH

グリシン

メチルコバラミン

ベタイン

BH_4　BH_2

5,10-メチレンテトラヒドロ葉酸

コリン

ホモシステイン

B_3 B_2 MTHFR

Fe

B_6 CBS

アミノ酸 → 神経伝達物質

DHFR

セロトニン B_6
メラトニン B_5
ドーパミン B_6
ノルアドレナリン VitC
アドレナリン Cu

5-MTFH

シスタチオニン

システイン

グルタチオン

□は酵素　●は補酵素または補因子

参考：『毒だらけ』（内山葉子著・評言社）

☼遺伝子や体の材料をつくる回路
☼神経の働きに必要な物質をつくる回路
☼エネルギーをつくる回路
☼排泄の回路
☼有害物を排除する回路

など、いくつもの重要な「歯車（回路）」がかみ合っています。

これらの回路の実際の役割として、

・遺伝子の本体であるDNAの合成や修復
・免疫のバランス
・睡眠
・細胞内にある〝エネルギー生産工場〟であるミトコンドリアの機能

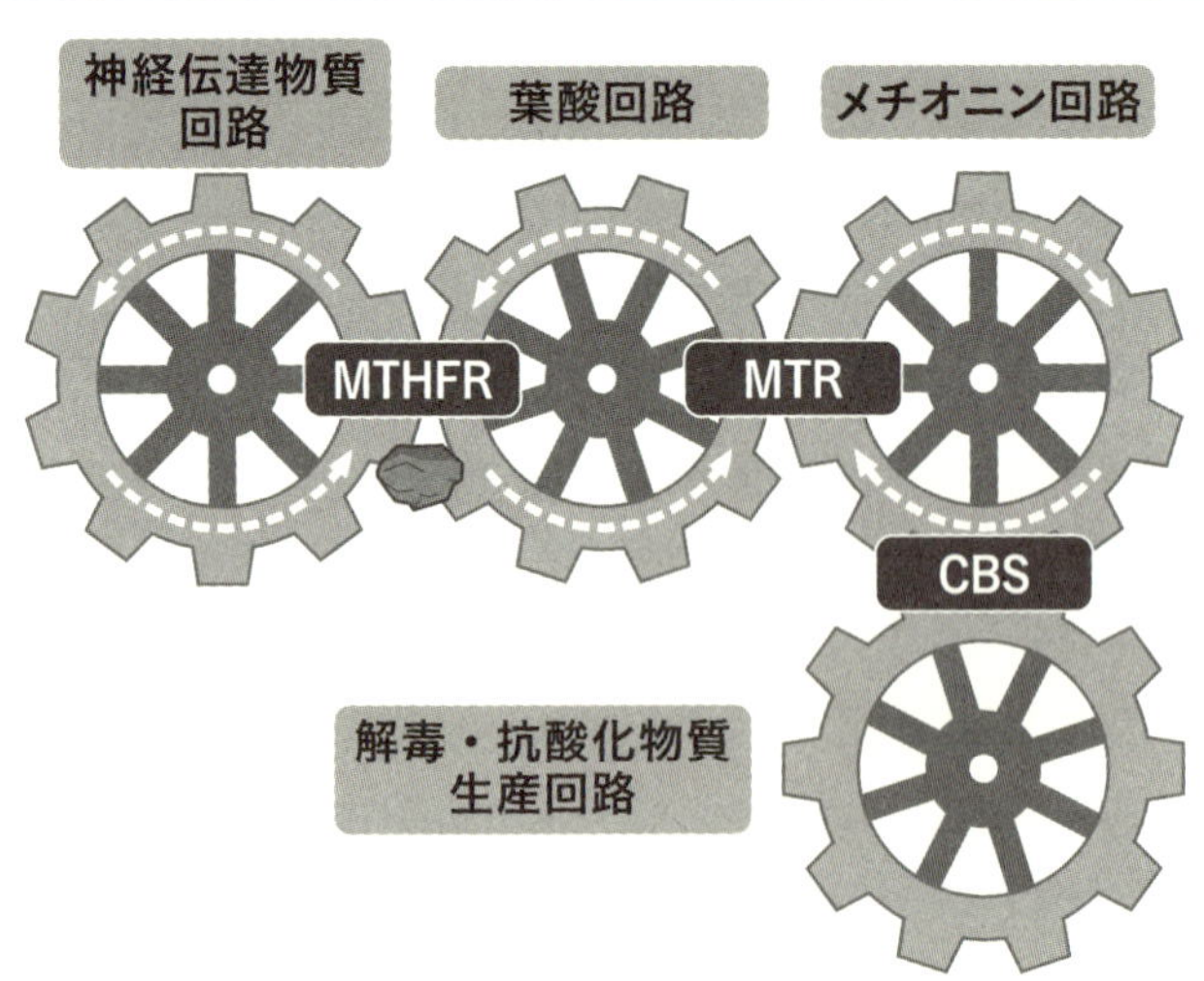

- **血糖のバランス**
- **アレルギー**
- **有害物の解毒や排泄**
- **抗酸化**
- **血管の柔軟性を保つ一酸化窒素（ＮＯ）の産生**
- **さまざまなホルモンや神経伝達物質の産生・分解**
- **腸と脳のつながり（腸・脳相関）**
- **自律神経の調整**
- **エネルギー産生**

など、体内の重要なしくみが、この歯車で営まれています（詳しくは第5章参照）。

すべての人の細胞のなかで、これらの大切な歯車が回っています。大人にも大切ですが、特に、脳や体が成長過程にある子どもにとっては欠かせないものばかりです。

ところが、**発達障害とされている子どもたちは、この重要な歯車がうまく回っていない場合の多いこと**がわかってきています。

✎POINT

☀メチレーション回路は、代謝を支える反応系の1つ。体内で重要な働きをする歯車がかみ合って回っている

☀発達障害といわれている子どもたちは、この回路がうまく回っていないことが多い

大切な神経伝達物質がうまくつくられなくなる

脳の発達や、日々の感情には、私たちが内・外から受けた刺激を情報として、脳に伝えることが必要です。脳内で、その情報のやりとりに使われるのが「神経伝達物質」です。それも、メチレーション回路でつくられています。その歯車がうまく回らず、神経伝達物質がバランスよくつくられないと、どうなるでしょうか。

主要な神経伝達物質としては、「セロトニン、ドーパミン、ノルアドレナリン、アドレナリン」などがあります。

セロトニンは興奮を抑え、精神を安定させる神経伝達物質。ドーパミンは、意欲・食欲・快楽・動機づけなどを司る神経伝達物質。ノルアドレナリンは、活動性・積極性・思考力・

集中力などを司る神経伝達物質です。

例えば、セロトニンが不足すると、不安やこだわりが強く、イライラしやすくなったり、怖がりになってパニックを起こし、コントロールできないほどの恐怖を常に持ったりします。また、セロトニンは、睡眠に必要なメラトニンというホルモンに変わるので、不足すれば睡眠がうまくとれなくなります。

ドーパミンが過剰になると、じっとしていられず、多動になり、「ギャーッ」と騒ぐなどの症状が起こります。一方、ドーパミンが不足したり、うまく機能しなかったりすると、脳に伝わった信号の統合ができなくなり、脳の働きがチグハグになって誤作動を起こします。

神経伝達物質のアンバランスの影響例

セロトニン不足	不安やこだわりが強い
	イライラしやすい
	怖がり、パニック
	睡眠がうまくとれない
ドーパミン過剰	多動、騒ぐ
ドーパミン不足	脳の誤作動
ノルアドレナリン、アドレナリン不足	集中力ややる気の低下
	ずっと眠い

ノルアドレナリンやアドレナリンが不足すると、「集中力がなくてじっとできない、やる気が起こらない、ずっと眠い」といった症状が起こるのです。

いずれも、発達障害の子どもに多い症状です。それがすべてではありませんが、神経伝達物質の産生や働き、バランスの悪さが、発達障害の精神的な症状の重要な原因と考えられています。

メチレーション回路には、筋力のもとになる「クレアチン」という物質をつくる役目もあります。この物質がうまくつくられないと、筋力の低下が起こり、運動障害が起こります。神経伝達物質の不足や不均衡とも相まって、ますます集中してじっとしていることができなくなります。

運動障害と脳機能には密接な関係があり、運動がうまくできないことによっても、脳機能の発達に問題が出てきます。

メチレーション回路に注目していくと、発達障害は、精神疾患というより「代謝障害」であることがわかります。そのために、ここにかかわるさまざまな代謝が阻害されれば、精神的な症状だけでなく、さまざまな身体症状も伴うのです。

代謝障害によって、「感情のコントロールができない」「勉強に集中したり、じっとしたりできない」「感染症にかかりやすく治りが遅い」「知覚や感覚の過敏」「運動能力や学習能力の低下」「筋肉がつくられずフニャッとしている」「睡眠障害」なども起こっているのです。

つまり、発達障害は脳だけの障害ではなく、全身の問題です。その本質は、代謝障害といえます。

ではなぜ、発達障害の子どもたちは代謝の歯車がうまく回らないのでしょうか。

✎POINT

☀メチレーション回路などがうまく回らないと、脳内で神経伝達物質が過剰になったり、不足したりして、さまざまな精神的な不調を招く

☀発達障害は精神疾患というより、「代謝障害」。脳だけの問題ではなく、全身の代謝障害といえる

歯車をスムーズに回すには酵素が不可欠

メチレーション回路の歯車をスムーズに回すために不可欠なのが「酵素（こうそ）」です。酵素は、化学反応を起こす「カギ」のようなもので、それ自体は材料になったり、変化したりしませんが、ないと反応を起こせません。

メチレーション回路のなかでは、多数の酵素が必要になります。

例えば、47ページの図の一番上を見ればわかるとおり、メチレーション回路の出発点になるのは「**葉酸（ようさん）**」です。葉酸はビタミンB群の一種で、名前のとおり緑の葉野菜に含まれています。神経の成り立ちや働きに重要な物質ですが、摂取した形のままでは体内で使うことができず、使うには「メチル化」という反応が必要です。

食事でとった葉酸が、体内で使われる「メチル化した葉酸」になるだけでも、7種類程度の酵素が必要とされています。

なお、体内では、さまざまな物質やＤＮＡに「メチル基（ＣＨ３）」というものがついたり離れたりすることで重要な反応が起こっています。「メチル化」とはメチル基がつくことで、英語でメチレーションといいます。メチレーション回路は、メチル基をつくり、それをどんどん受け渡すことで反応が起こる回路なので、この名前があります。その反応に欠かせないのが酵素です。メチレーション回路全体では、80種くらいの酵素が必要と考えられています。

✎POINT
✹**酵素は、メチレーション回路の歯車をスムーズに回すために必要**
✹**葉酸は、メチレーション回路の出発点になる栄養素。体内で使用するには「メチル化（メチレーション）」という反応が必要**

遺伝子トラブルで酵素が働きにくくなる

酵素の基本的な構造は、遺伝子情報によって決められています。そこにトラブルがあると、酵素が働きにくくなります。

遺伝子情報の一部が正常と異なってしまう遺伝子トラブルのうち、その集団に多く見られるものを「多型」といいます。**多型のなかでも最もよく見られるのが、遺伝子の配列の**

1ヵ所だけが正常と異なる「SNPs（スニップス）（一塩基多型）」と呼ばれるものです。

SNPsを含む遺伝子多型は、現在ではその人の病気のかかりやすさ、体の強さ、心身の状態などを左右する要素の1つであることがわかっています。

この遺伝子多型の影響は、発達障害にも及びます。主に、次のように分けられます。

- **ヘテロ…ある酵素の遺伝子トラブルを、両親の一方から受け継いでいる**
  →働きは正常の6〜7割
- **ホ　モ…ある酵素の遺伝子トラブルを、両親ともから受け継いでいる**
  →働きはおおむね正常の3〜4割

道路にたとえると…

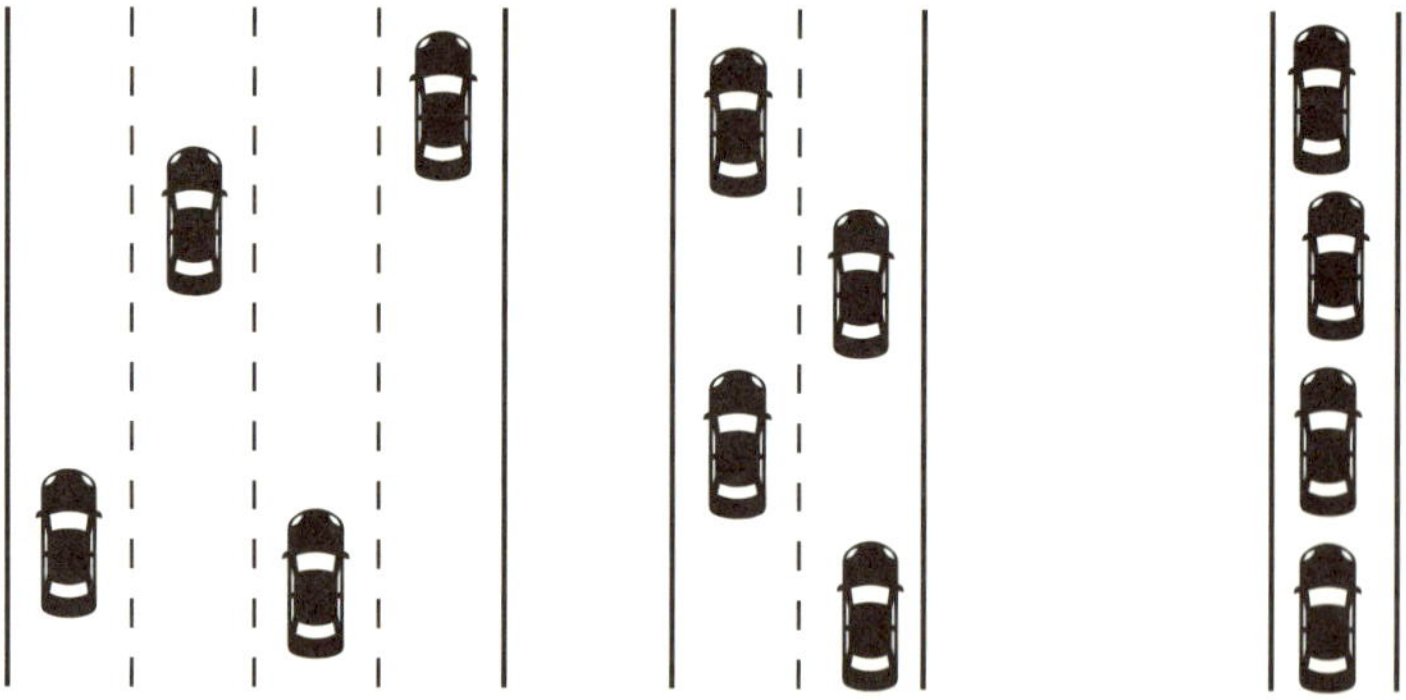

正常
広い道路で車がすいすい通れる

ヘテロ
道路が少し狭くなり少し混雑

ホモ
道路がかなり狭くて通りにくい

代謝のスムーズさを道路にたとえると、**正常な人は広い道路で車がすいすい通れる**状態です。それに対し、**ヘテロの人は少し狭い道路、ホモの人はかなり狭い道路**となり、一度に多くの車は通りにくくなります。

現在では、「代謝にかかわる多型を、多く受け継いでいることが、発達障害の１つの要因」になっていることがわかってきています。

「生まれつきのものならば、何をしてもよくならないのでは？」と思われるかもしれません。

しかしここには、さらにほかの大事な要素が絡んできます。

POINT

- **比較的多い遺伝子トラブルを「多型」という。そのなかで多いものは、遺伝子の配列の１ヵ所だけが正常と異なる「SNPs（スニップス）（一塩基多型）」と呼ばれる**
- **発達障害も、遺伝子多型の影響を受ける**

ビタミンとミネラルは酵素が働くのに必要

ここで、47ページの図をもう一度見てください。一番上の出発点には、「葉酸」があります。葉酸は、ビタミンB群の一種で、神経の成り立ちや働きに重要な物質だといいました。よく「妊婦さんには葉酸が必要」といわれます。これは、葉酸がないと胎児の神経の管が閉じず、開いた状態で生まれたりするため、妊娠中は、特に葉酸の摂取が大切なのです。

メチレーション回路では、歯車のイメージ図で示したとおり、いくつかの回路がかみ合っています。葉酸から始まる最初の回路は「葉酸回路」と呼ばれています。

この回路の最初の材料になる葉酸は、「生の葉野菜」で摂取することが重要です。葉酸のサプリもありますが、そうした人工の葉酸のなかには、細胞内に入りにくいものがあると指摘されています。人工サプリでは、「葉酸をとっているのに、細胞内は葉酸不足」という事態が起こりうるのです。葉酸を、自然の葉野菜で摂取して初めて、メチレーション回路がスタートするわけです。ということは、日ごろの食生活で葉野菜をとっていなければ、そもそも出発地点からつまずいてしまうことが、おわかりいただけると思います。

47ページの図の、葉酸以外のところも見ましょう。「B_2・B_3・B_5・B_6・B_{12}」などとあるのに気づくでしょう。これらは、すべてビタミンＢ群です。ビタミンB_3は通常、ナイアシンと呼ばれています。ビタミンB_5はパントテン酸と呼ばれているものです。

　また、左下の神経伝達物質のところにある「ＶｉｔＣ」はビタミンＣです。これらのビタミンは、活性型となり、**酵素と結合して、その働きを支える「補酵素」になります。**

　そして、図のなかにある「Ｍｇ」はマグネシウム、「Ｆｅ」は鉄、「Ｚｎ」は亜鉛、「Ｃｕ」は銅の意味です。いずれも重要なミネラルです。

　この図にはありませんが、カルシウムやマンガンなどのミネラルも、メチレーション回路には必要です。これらの**ミネラルは、酵素の一部になる「補因子」として働きます。**

　こうしたビタミン・ミネラルは、野菜、果物、穀物、豆類、海藻類、種子類、魚介類、肉類などに含まれています。これらの、「酵素をよりよく働かせる栄養素」が不足すると、酵素はじゅうぶんに働きません。いくら遺伝子のトラブルがなくても、栄養素が全く入ってこないような食事をしていれば、発達にトラブルを起こしてしまうのです。

✎POINT
☀葉酸を人工サプリからとっていると、細胞のなかが葉酸不足になることがある。葉酸は、葉野菜などの食べものからとることが重要
☀ビタミンは酵素と結合して、その働きを支える補酵素、ミネラルは酵素の一部になる補因子として働く

アミノ酸をとらないと代謝の歯車が回らない

次に、葉酸回路につながっている、47ページの図の右側の回路を見てみましょう。

これは「**メチオニン回路**」と呼ばれるものです。葉酸回路とは、「MTR」という酵素を介してつながっています。名前のとおり、メチオニンという物質が必要な回路です。

メチオニンは、たんぱく質の構成成分であるアミノ酸の一種です。**体内で合成されない必須アミノ酸**なので、たんぱく源である魚、肉、卵、大豆などをとっていないと、この回路を回すことができないわけです（たとえとっていても、消化・吸収がうまく行われないと供給されませんが、それは後述します）。

メチオニン回路では、**ＳＡＭ**（サム）（Ｓ‐アデノシルメチオニン）という、たいへん重要な物質がつくられます。ＳＡＭは、**エネルギーの産生や有害物の解毒**などのほか、後述する「**遺伝子のスイッチのオン・オフ**」のためにも重要な働きをします。発達障害の子どもたちは、このＳＡＭが円滑につくられない場合が多いことが知られています。

この図にはありませんが、メチレーション回路には、**アミノ酸の一種であるトリプトファンやチロシン**なども必要です。これらを材料として、神経伝達物質のセロトニンやドーパミンがつくられます。**メチオニン、トリプトファン、チロシンなどのアミノ酸は、魚介類、肉類、大豆製品、卵などを食べないと、なかなか摂取できません。**

発達障害の子どもたちのなかには、「偏食が激しく、甘いものやパン、ご飯しか食べない」子が多く見られます。

もともと遺伝子トラブルがあって、酵素が働きにくい子どもたちが、このように糖質（炭水化物）ばかりの食生活を送っていたらどうなるでしょうか。

補酵素のビタミン、補因子のミネラルがとれず、大切な材料であるアミノ酸もとれず、ますます代謝が悪くなっていきます。**発達障害の症状も、それに伴う身体症状も悪化する**ことが、容易に想像できるでしょう。

✎POINT

☀SAMは遺伝子のスイッチのオン・オフのために重要な働きをする物質。発達障害の子どもたちは円滑につくれない

☀偏食をすると、発達障害の症状はますます悪化する

炎症や有害物が歯車の回転を悪化させる

実際、食生活の偏りから、代謝の材料が供給できていない発達障害の子どもは多く見られます。この事実を知ると、不足している栄養素を、即座に子どもに与えたくなります。

しかし、ここにもう1つワナがあります。

実は、**この回路はあらゆるところに、阻害因子が存在します。**主なものを挙げましょう。

◉炎症

腸をはじめ、体の各部に炎症があれば、いくら補酵素や補因子になるビタミン・ミネラ

ルをとっても、トリプトファンからセロトニンはつくられにくいのです。つくられにくいだけでなく、**炎症があると、トリプトファンは脳にダメージを与えるキノリン酸という別の物質に変わってしまいます。**

●有害金属・腸カビ

水銀などの有害金属や腸カビ（抗生物質の使いすぎや糖質のとりすぎなどで腸にふえるカンジダなど）があると、いくらビタミン・ミネラルがあってもＭＴＲを介した歯車がうまく回りません。メチオニン回路にメチル基が渡せず、重要なＳＡＭをつくることができなくなるのです。

これらの炎症、有害物質、腸カビは、**腸内細菌叢（腸内細菌の集団）のバランスを悪くする**ことが多く、それによっても代謝が阻害されます。しかも、腸カビは、せっかくとったビタミンやミネラルを食べてしまいます。**必要なものは体に入らずにカビの増殖に使われ、さらに代謝の回路が滞る**のです。また腸カビはシュウ酸という物質をつくります。**シュウ酸はミネラルを排泄させるので、ますますミネラル不足に陥ります。**

◉ストレス

ストレスが多いと、それに対抗するため、「ストレスホルモン」と呼ばれる副腎皮質ホルモン（コルチゾールやカテコラミン）が増加します。すると、それによっても、メチレーション回路の多くの回路が止まってしまいます。

メチレーション回路には、「排泄のための回路」も含まれています。排泄のための経路である、**便、尿、肝臓のトラブルなどがあれば、この回路の出口がブロック**され、「これ以上、排泄物をつくるな」と遡（さか）のぼって指令が伝わり、**葉酸回路まで回りにくくなってしまいます**。1ヵ所が回らないと、物質を送ってもたまってしまうので、全体がセーブされるのです（こういうしくみを「フィードバック」といいます）。

以上のように、阻害因子を放置したら、せっかく必要な栄養素をとっても無駄になります。それどころか、有害な物質ができることもあるのです。この原理を知っておけば、**「単純に、足りないものだけを追加すればよいわけではない」**とわかるでしょう。

まずは炎症やカビ、便秘などの阻害因子をなくしていくことが大切です。なかでも、**最もトラブルのもとになるのが「炎症」です**。

では、炎症を取るには、どうしたらいいでしょうか？

まず、私たちが家庭で取りかかりやすいのは、**食事**でしょう。ですから、発達障害を改善する食事は、炎症のもとを排除することが出発点になります。

✎POINT
☀**炎症や有害物質、腸カビなどは、メチレーション回路の阻害因子**
☀**家庭で取り組みやすいのは食事。食事で炎症のもとを排除することが出発点**

炎症を起こしやすい食品をへらそう

炎症は、さまざまな物質や食べものの影響で起こりやすくなります。なかでも、特に気をつけたいのが、**砂糖や加工食品、化学物質、牛乳・乳製品、パンをはじめとする小麦製品**などです。また、腸カビがふえることによっても、炎症が悪化します。腸カビをふやすのは、**抗生物質の乱用や糖質の過剰摂取**などです（詳しくは第2章）。

これらを避けると炎症のもとがへるので、腸や体の炎症が減少します。そして、炎症や腸カビで乱れていた腸内細菌のバランスを整えることもできるのです。

あるいは**1週間、野菜を無農薬のものに替えると、体内の農薬の排泄が促される**ことがわかっています。1ヵ月続けると、解毒の能力がかなり発揮できるようになります。

このようにして炎症を抑え、解毒作用を発揮できるようになったら、次は代謝に必要な原材料を体内にとり入れるようにしましょう。

それには、消化を阻害する物質を含まず、消化しやすい食品であるほど適しています。〝加工していない**無農薬・無添加の自然なもの**〟、〝**精白砂糖・小麦・乳製品を含まないもの**〟です。つまり、**自然の野菜や果物、豆類、イモ類、良質な肉・魚・卵**などです。

サプリよりも、自然の食べものにこそ、さまざまな栄養素が含まれています。ビタミン・ミネラル・アミノ酸が何mg含まれるなどという数字よりも、**吸収率や利用率を大事にしていきましょう**。クスリや西洋医学に頼っていると、栄養素をとるのもクスリのような感覚で、「どのサプリをどのくらいとればいいか」にこだわりがちです。しかし、第3章の症例でも紹介するように、**「いかに体に悪いものを入れないか」**、そして**「いかに必要な栄養素を取り込むか」**が大切なのです。

56ページの道路のたとえを思い出してください。もともと遺伝子トラブルがあり、道幅が狭かったとしても、交通整理をしたり、車の事故や故障が起こらないように整備したりすれば、車はある程度スムーズに流れるようになります。代謝の阻害要因をできるだけへらし、必要な栄養素をとるのがそれに当たります。

逆に、遺伝子トラブルを持っていない、つまり広い道路に車を走らせている人でも、添加物などの有害物を大量にとり、強いストレスにさらされて、必要な栄養素も不足していたら、渋滞した道路のように流れが悪くなってしまいます。

最近では、遺伝子そのものは変わらなくても、**環境によって遺伝子の働くスイッチがオンになったり、オフになったりする（これをエピジェネティクスという）とわかり、**注目されています（詳しくは次章）。**生まれつきの問題があっても、日常生活でできる適切な対策をしていれば、発達障害で見られる多くの症状の改善は可能**なのです。

なお、子どもがお母さんのおなかにいるとき（胎生期）のことも、発達障害に影響する場合があります。このように、**胎生期・発達期のどの時期に脳がダメージを受けたかによって、発達障害の現れ方が変わります**（第５章で詳しく述べます）。

✎ POINT

☀炎症のもとになるパンや牛乳、腸カビをふやす糖質の過剰摂取をへらそう

☀自然の野菜や果物、豆類、イモ類、良質な肉・魚・卵などを摂取しよう

第2章
発達障害の本当の改善法

第2章では、第1章で紹介した発達障害の成り立ちを少し詳しく述べながら、発達障害を改善させるために「避けたいこと」「行いたいこと」「クスリについて知っておきたいこと」を、3ヵ条に分けて述べていきます。

パート1　代謝を阻害する4大要因を避けよ

遺伝子のオン・オフは環境によって変わる

発達障害の原因には、遺伝子トラブルがあることを前章でお話ししました。こうした遺伝子トラブルの現れ方は、世界の国や地域によって違います。

日本人はメチレーション回路に関する遺伝子トラブルを多く持っており、葉酸回路のＭＴＨＦＲという酵素のトラブルを、全体で約70％が保有しているといわれています。

同様に、地中海沿岸の地域の住民も約70％の保有率です。しかし、地中海地域には、現在の日本のように発達障害は多く見られません。もちろん、発達障害の認知度や、正常範囲のとらえ方の違いなどもあるでしょうが、ほかにも理由と考えられることがあります。

それが「遺伝子のスイッチのオン・オフ」という現象です。

遺伝子の研究が今ほど進んでいなかったころは、体のすべては遺伝子によって決定づけられると考えられていました。しかし現在では、**遺伝子そのものは同じでも、さまざまな条件で、その働きが抑制されたり、抑制が外れて働きが表面化したりする**とわかってきました。つまり、遺伝子のスイッチがオンになったり、オフになったりすることで、**影響の現れ方（遺伝子の表現型）が変わる**とわかってきたのです。

例を挙げると、あるガンを起こす遺伝子を受け継いだとしても、そのスイッチをオフのままにできれば、発症を防げます。逆に、ガンを抑制する遺伝子がオフになったら、ガンの発症率が高まります。

遺伝子のオン・オフは、さまざまな環境要因によって決まることがわかってきています。**環境によって変わる遺伝子のスイッチの入り方を「エピジェネティクス」と呼びます。**

日本と地中海地域は、葉酸回路に関する酵素のトラブルの保有率が、どちらも約70％なのに、発達障害の発生率に大きな差があるのは、このエピジェネティクスが影響していると考えられます。

地中海地域では、日本に比べると、降り注ぐ太陽のもとで、ストレスの少ないのんびりした生活や、添加物の少ない自然な食生活を送ることができています。そのため、エピジェネティクス的に発達障害を起こしにくいと考えることができます。

以前から、「発達障害は遺伝子の問題」とされながらも、遺伝子的にほぼ同一である一卵性双生児の自閉症の発症率が、１００％ではないことが知られていました。また、遺伝子そのものが、50年くらいの短い期間で大きく変わることは考えにくいにもかかわらず、日本で発達障害が急激にふえていることも注目されてきました。

その理由は、**遺伝子の違いではなく、スイッチの入り方、つまり「エピジェネティクス」にあった**のです。

これは、**遺伝子そのものより、環境因子のほうが、脳や体、病気に、はるかに大きく影響を与える**ということです。遺伝で決定づけられる病気もありますが、それはごく少数です。こうした遺伝病であっても、食事や生活改善をすれば症状が軽くなったり、重症度が下がったりすることがあります。

ハチの世界の例でいうと、ミツバチと女王バチの遺伝子は同じです。エサとしてロイヤルゼリーを食べることで、体と機能の大きな違いが出てくるのです。遺伝子より、いかに環境が重要かわかります。

「遺伝より環境のほうがはるかに重要」というのは、もちろん発達障害にも当てはまります。前章で述べたように、発達障害の子どもたちには、遺伝子トラブルが多く見られますが、環境の改善でそれをカバーしていくことができるのです。

✎POINT

☀一卵性双生児のように、遺伝子がほぼ同じでも、「遺伝子のオン・オフ」の違いで影響の現れ方が変わる。この遺伝子のスイッチの入り方を「エピジェネティクス」と呼ぶ

☀発達障害でも、遺伝子より環境のほうが、脳や体に大きく影響する

エピジェネティクスに作用して代謝を阻害する４大要因

エピジェネティクスに作用して、代謝を阻害する４大要因には、主に以下の４つがあります。

①炎症
②有害物質
③栄養不足
④ストレス

これら4つが、日常生活に潜んで発達障害を悪化させる代表的な要因なので、避けるようにしましょう。

避けたいこと①炎症

脳内にも炎症があるとわかってきた

私は診察中に、発達障害の子どもたちが体のあちこちに炎症を抱えているケースによく出会います。とても多いのが、下痢や便秘、腹痛などを持つケース。これらは、腸に炎症があることを示しています。

また、上気道（鼻〜のど）をはじめ、呼吸器の感染症をくり返すケースもよくあります。そういう子どもは、カゼ、中耳炎、扁桃炎（へんとうえん）、ぜんそく、肺炎などにかかりやすい傾向があります。免疫機能の低下や乱れから、アレルギー性鼻炎やアトピー性皮膚炎、じんましんなど、皮膚・粘膜の炎症を起こす子どもも多数います。

最近の研究で、こうした子どもたちは、肌やのどなどの目に見える部分、また腸や呼吸器などの、従来知られていた部分だけでなく、「脳」にも炎症があることがわかっています。

脳内には、グリア細胞という免疫を司る細胞があります。グリア細胞は、以前は形を保つためだけに必要で、特に働きをもたない細胞（構成細胞）だと考えられていました。

ところが、この細胞は形を変えることがわかってきました。ふだん、静かにしているときは問題ありませんが、**炎症のもとになるものを見つけたり、刺激を受けたりすると活性化する**のです。すると、脳内に炎症を起こす興奮性の信号を送り始めます。

自閉症の子どもには、グリア細胞による脳内の興奮性の信号が、生後すぐから見られることがあります。妊娠中の母体に、炎症や、炎症を引き起こす物質があると、こうした状態を招きやすくなります。

例えば、妊娠中、母体に歯肉炎があると、羊水中に同じ菌が存在することがわかっています。また、後述するような有害物質を多くとっていると、それが胎盤を通じて羊水中に存在することも確認されています。これらによって、子どもは炎症を起こしやすい状態で生まれることになります。

妊娠中に思い当たることがあった場合には、よりいっそう、生まれたあとの子どもの食事や生活に気をつけて、炎症を抑えることが大切です。

炎症は多くの問題を引き起こし、発達障害の悪化を招きます。ひどい腸炎のあと、順調に発達して話せていた言葉が急に出なくなったり、かんしゃくや不安を示すようになったりする例があります。肺炎や髄膜炎（ずいまくえん）で高熱が出て入院したあと、急激に発達障害の症状が悪くなる子もいます。このように、発達障害と炎症には深い関係があります。

炎症が起こる要因は後述します。それらの要因をできるだけ避け、「炎症を悪化させない・新たに起こさない・鎮める」ようにしましょう。

✎ POINT

- **発達障害の子どもたちは、腸や皮膚だけでなく、脳にも炎症を抱えている**
- **妊娠中に、炎症や、炎症を招く物質があると、子どもも炎症を起こしやすくなる**

腸の炎症は脳に悪影響を与える

口腔（**口の中**）、**上気道**、**皮膚**、**胃腸**などは、炎症を起こしやすい部位です。特に**腸の炎症**には、気をつけていただきたいと思います。

さまざまな病原体はもちろんのこと、腸カビやそれがつくる毒素、さまざまな有害物質、いくつかの食品などが体の炎症、特に腸の炎症を引き起こします。

腸は、栄養素をとり入れると同時に、有害物が入る危険性も高い場所なので、免疫細胞が用心棒のように多く存在します。

そこに多くの有害物が侵入すると、免疫細胞が過剰に反応し、強い炎症を起こすことがあるのです。炎症そのものは、異物から体を守るための大切な反応ですが、それが過剰に起こることで、発達障害の悪化を含む種々の問題を起こします。

腸壁には、栄養素を吸収するための絨毛という毛のような器官がびっしりとあり、その表面には上皮細胞（皮膚や粘膜などの表面にある細胞）が敷きつめられています。上皮細胞は、お互いに結合し、一定以上の大きさのもの（異物）は通さない「ふるい構造」になっています。

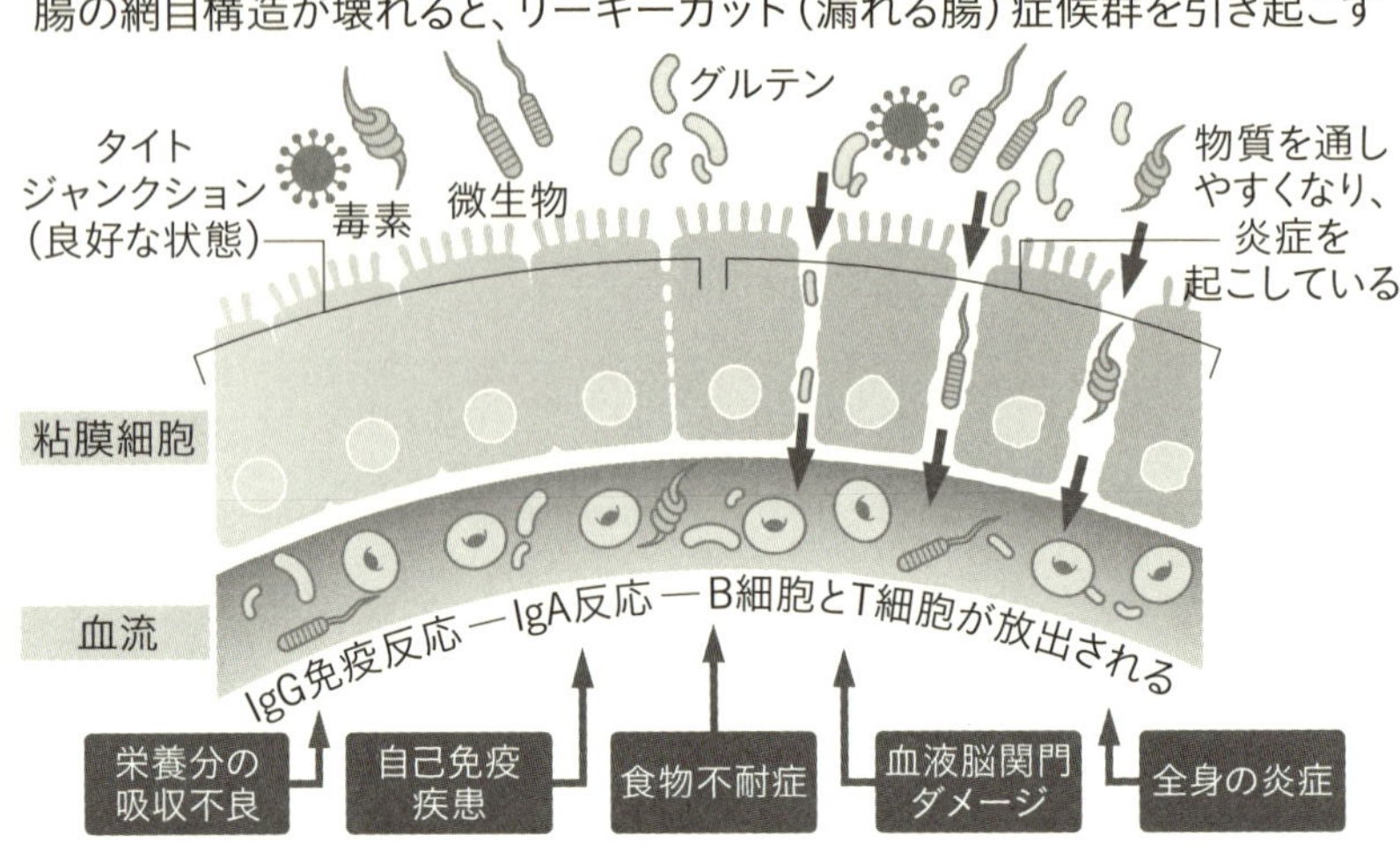

さらに、腸内細菌叢や、腸壁から分泌される粘液、消化酵素、免疫物質などによっても異物の侵入を防いでいます。腸にはこのように、いくつもの強力なフィルター機能が備わっているのです。

ところが、腸に炎症が起こると、このフィルター機能が破壊されます。炎症によって上皮細胞の結合が緩むうえ、腸内細菌のバランスが乱れ、粘液や消化酵素などの防御機能も低下するので、フィルターがうまく働かなくなるのです。

腸粘膜のふるいの穴が大きくなり、本来は体内に入れてはいけない異物などを入れてしまいます。これを「リーキー（漏れ出る）ガット（腸）」といいます。すると、有害物が

入りやすくなって、ますます炎症がひどくなるという悪循環が起こります。

さらに問題なのが、**リーキーガットが脳にも大きな影響を及ぼす**ことです。

体の1ヵ所に炎症があると全身に影響しますが、**特に腸の炎症は脳に影響しやすい**ことが知られています。

腸と同様のフィルター機能が、実は脳にもあります。脳の入り口にある「血液脳関門」と呼ばれる場所が、ふるい構造（血管の内皮細胞や周皮細胞や星状膠細胞という脳細胞の一部や基底膜など）になっており、「脳に入れてよいかどうか」を選別しているのです。**腸に炎症が起こってフィルター機能が壊れると、連動して脳のフィルター機能も破壊されやすい**ことがわかってきました。ほかにも要因はありますが、1つは腸の炎症によって出てくる「上皮細胞の結合を緩める物質」が、血液を介して脳にも作用するからです。

前述のように「漏れ出る腸」はリーキーガットと呼ばれますが、**漏れ出るようになった脳は「リーキーブレイン（脳）」**と呼ばれます。脳に異物が入りやすくなれば、いうまでもなく脳の炎症を発症・悪化させることになります。炎症による発達障害の悪化は、このような脳の炎症を通じても起こると考えられています。

✎POINT

☀腸に炎症が起こると、その影響は脳にも及びやすい

☀脳の炎症によっても、発達障害が悪化すると考えられる

小麦製品は脳や腸に炎症を起こしやすい

腸や脳をはじめとする体の炎症を起こさず、悪化させないためには、次項で述べる有害物質を避けることが大切です。腸カビやそれがつくり出すカビ毒も、それに含まれます。特に気をつけたい食品が「**精白砂糖、小麦製品、乳製品、加工品**」です。砂糖や加工品については次項で説明するので、ここでは小麦製品と乳製品について述べましょう。

まず小麦製品についてです。学校給食で出てくるものであり、パンをはじめとする小麦製品を、特に問題視することなく、子どもに与えている人は多いでしょう。

しかし、特に発達障害の子どもにとって、パンを筆頭とする小麦製品は症状を悪化させる要因となります。その理由はいくつかあります。

第一に、小麦に含まれる**グルテンというたんぱく質は、腸で消化されにくい**ため、炎症を起こし、先ほど述べたリーキーガットを招くからです。

小麦は古くから食べられてきたのだから「安全なはず」という人もいますが、現代の小麦は、古代のものとは違います。品種改良を重ねて、肥料によく反応し、すぐ刈り取れるようにしてきたからです。しかも、フワフワした食感を引き出せるように、昔の小麦より多くのグルテンを含んでいます。つまり、**今の小麦は、本来の形ではなくなり、ヒトの消化酵素で消化しにくい**ものになっているのです

小麦には、ほかにもリーキーガットを招く理由があります。実は、小麦の**グルテンの一種（グリアジン）が、腸のふるい構造を壊す「ゾヌリン」という物質の分泌を促す**のです。

人体で消化されにくい現在の小麦を食べると、未消化物が腸内に残り、リーキーガットによって体内に入りやすくなります。この**未消化物は体内で異物と見なされ、それを攻撃する「抗体」がつくられます。**

抗体は、侵入した細菌やウイルスなどの異物に合わせてつくられる「武器」です。

実は、小麦のグルテンと、ヒトのいくつかの組織や体内物質は、構造がよく似ています。

構造が似ているのは、小脳や何種類かの神経細胞、肝臓・脳・副腎皮質（ふくじんひしつ）でできる酵素、甲

状腺・卵巣・精巣・膵臓（すいぞう）・胃・心臓・骨の組織などです。

そのため、グルテンを標的としてつくられた**抗体が、私たちの組織や酵素を「敵」とみなして攻撃する**場合があります。

実際に、グルテンに対する抗体ができることで、さまざまな症状が起こるとわかっています。自閉症や多動症などの発達障害の症状も、それに含まれています。

小麦製品にもいろいろありますが、なかでもパンは、**甘味料やさまざまな添加物が含まれており、最も注意が必要な食品**です。小麦自体も血糖値を上げますが、砂糖が含まれているので、さらに血糖値の急激な上昇を招くのも問題です。

✎POINT

- 炎症対策としては、特に、砂糖、小麦製品、乳製品、加工品を避けることが大切
- パンをはじめとする小麦製品は、症状を悪化させる要因となる

牛乳のたんぱく質は消化しにくいうえ鉄などの吸収を阻害

牛乳をはじめとする乳製品は、パンとともに、特に問題意識を持たずに子どもに与えることが多い食品です。それどころか、**「牛乳は体によい食品で、子どもには必須」と思い込んでいる**人も多いでしょう。しかし実は、**牛乳は小麦と並んで、特に発達障害の子どもたちの食生活からは、極力除きたい食品**です。

第一の理由は、牛乳に含まれるカゼインというたんぱく質が、小麦のグルテンと同じく、人間の腸で消化されにくいからです。カゼインも未消化物として腸に残り、炎症やリーキーガットの原因となります。また、脳の炎症の原因にもなりやすいのです。

牛乳もまた、古くから受け継がれてきて、歴史的にはクスリとして使われたこともあるので、「体によいはず」という人がいます。確かに、牛乳が「クスリ」として用いられていた時代もありましたが、それは加熱しない生の牛乳でした。

ところが、大量生産が始まると、牛乳は衛生上の理由から、高温で加熱されるようになり、たんぱく質が変性して、消化・吸収されにくくなったのです。牛乳中の多くのビタミン・ミネラルや、乳酸菌などの善玉菌も加熱で失われるようになりました。

しかも、市販の牛乳は、飲みやすく、見た目をよくするために「ホモジェナイズ」という処理をしています。ホモジェナイズとは、機械で圧力をかけたり、高速攪拌（かくはん）したりして、脂肪球を細かく均質化することです。これにより、酸化が進んだり、人体で消化されないトランス脂肪酸ができたり、再び凝集（ぎょうしゅう）して巨大なたんぱく質のかたまりをつくり、アレルギーを起こしやすくしたりします。

牛乳のカゼインがヒトの腸で消化されにくいのには理由があります。カゼインは、牛乳に含まれる乳たんぱく質の約80%を占めますが、単一のたんぱく質ではありません。カゼインには、α（アルファ）型・β（ベータ）型・κ（カッパ）型の3種があります。牛乳のカゼインはその混合物で、最も多いのはαS1型（αカゼインの一種）です。

カゼインの種類によって、消化酵素は異なります。牛乳に含まれるカゼインは主にα型なのに対し、人が消化できるタイプはβ型（母乳に含まれるカゼインは主にβ型）なので、牛乳のカゼインは人体では消化されにくいのです。

しかも、αS1型カゼインは、炎症を引き起こしやすいとされています。また、カゼインは、不足すると**多動や疲れやすい、集中力欠如などの不安要因になる、「鉄」の吸収を妨げる**点が問題になります。

✎POINT
☀牛乳の常用は発達障害の子どもたちの食生活からは遠ざけたい
☀牛乳に多いα型カゼインは、消化されにくいうえ、栄養素の吸収を阻害してしまう

牛乳を飲むと体内のカルシウムが排泄される

牛乳はカルシウムを多く含む食品として知られています。しかし、カルシウムとマグネシウムのバランスが悪い（マグネシウムが少ない）という問題があります。

牛乳を高温で加熱すると、たんぱく質が変性して凝集します。それといっしょに、カルシウムは一気に腸を通過してしまいます。そのため、牛乳に含まれるカルシウムを、私たちの体は有効に使えないのです。それだけではなく、実は牛乳を飲むと、かえって体内のカルシウムが排泄されることがわかっています。

牛乳を飲むと、腸内に未消化のたんぱく質がふえ、腸内のpH（ピーエイチ）が上がり、その構成成分である窒素（ちっそ）の残留物がアンモニアになります。こうしてカルシウムの排泄量がふえ、腸内

環境は悪化するのです。そのほか、残留ホルモンや有害物の問題もあります。

以上のように、現代の牛乳には多くの弊害があります。乳製品も同様ですが、現実的に最も問題になるのは、「体によい」と信じて毎日のように牛乳を飲むこと、子どもに飲ませることです。牛乳には、さまざまな害があることを知っておきましょう。

✎POINT

- 現代の牛乳には多くの弊害がある
- 「体によい」と信じて毎日のように子どもに飲ませるのは問題がある

パンと牛乳をやめたら改善した例も多い

ここまでお話ししたこと以外に、パンをはじめとする小麦製品と、牛乳に共通する問題点として、「依存性」や「精神症状」（集中できない、多幸感など）を生じることがあります。小麦のグルテンの分解が不完全だと、「エキソルフィン」と呼ばれるモルヒネ様の物質ができます。牛乳のカゼインからも、同じしくみで「カソモルフィン」ができるのです。

作用は共通していて、脳内でモルヒネのような作用をします。そして、「パンなどの小麦製品をとると、翌日もとりたくなる」「牛乳・乳製品をとると、翌日もとりたくなる」という一種の中毒症状を起こします。

単に「好き」だと思って常食している人でも、実際は中毒症状に陥っていることが少なくありません。よく、「うちの子は牛乳が大好き」「パンしか食べない」などというのは、そのためです。

幸いにも、小さいお子さんの場合は、お母さんが決心すれば、パンをはじめとする小麦製品や、牛乳・乳製品をやめたり、へらしたりすることができます。それだけである程度、発達障害の症状が軽減されることも珍しくありません。

少なくとも、これらを常食しないようにしましょう。完全にやめるのは難しくても、ときどき楽しみに食べる程度にすれば、かなり違ってくるはずです。

発達障害のお子さんで、パンなどの小麦製品や牛乳・乳製品を常食している場合は、試しに3週間ほどやめてみましょう。多くの場合、違いが感じられるでしょう。

✎POINT

☀パンと牛乳には「依存性」「精神症状」の問題がある

☀親が決心すれば、子どもはパンと牛乳をやめやすい。まず3週間やめてみよう

避けたいこと②有害物質

できる範囲で避けることが大切

私たちの周囲には、炎症を起こす引き金になるうえ、代謝を阻害する有害物質がたくさんあります。代表的なものを挙げてみましょう。

★砂糖・人工甘味料

★アレルギーや過敏性を示す食べもの

★電磁波（EMF）

★有害金属
★遺伝子組み換え食品（ＧＭＯ）、グリフォセート（除草剤）
★農薬・殺虫剤
★化学物質（着色料・発色剤、化学調味料、石油化学製品など）
★腸内のカビ・カビ毒（マイコトキシン）

これらの有害物質は、代謝に重要な酵素の形を変えたり、力を弱めたりします。酵素の一部（補因子）となるミネラルを奪ったり、その産生をへらしたりすることによっても、酵素の働きを阻害します。また、体に異常な刺激を与えて炎症を起こし、酵素の働き方を変える作用もあります。

現代生活は、こうした作用をもつ有害物質に囲まれており、それらを完璧に避けることは不可能です。しかし、知らずに有害物質だらけの食事・生活をするのと、知っておいてできる範囲だけでも避けるのとでは大きな違いです。「たくさんあるから無理」ではなく、「たくさんあるけど、できるものから」という気持ちで、避けるようにしてみてください。**できる範囲だけでもしばらく続けていると、子どもの様子が落ち着いてきたり、家族全員**

の体調が改善されたりして、違いが実感できることが多いものです。
では、それぞれの有害物質について、以下に説明していきましょう。

★砂糖・人工甘味料

砂糖は、たんぱく質と結合して「**糖化**」という現象を起こし、**たんぱく質の構造や働きを変えてしまいます。** 酵素もたんぱく質でできているため、糖化によって働きが阻害されます。

また、砂糖をとりすぎると血糖値が乱高下します。それによって**自律神経が乱れ、免疫力も低下**します。私たちの腸には腸内細菌たちがすみついて、消化を助けたり、病原体の侵入を防いだりしていますが、血糖値の乱高下は、そのバランスも乱します。

免疫力の低下に加え、**腸内細菌叢(そう)も乱すので、ウイルスやカビに感染するリスクが高まります。** これらが炎症や代謝の阻害につながり、発達障害の悪化を招いてしまうのです。

砂糖は、とり始めたらやめられなくなるという、**依存性が強い食品**です。無自覚にとっていると、中毒になってやめられなくなり、体に害を与え続けることになります。

特に**精製された白砂糖**は、血糖値の急激な変動を引き起こし、血糖値を下げるホルモンであるインスリンを増加させます。インスリンは、炎症を起こす作用を持つことがわかってきています。ですから、砂糖を多くとると、インスリンの分泌が高まることによっても、炎症が起こりやすくなります。

白砂糖よりは、未精製の黒砂糖などのほうがよいのですが、すでに糖代謝に問題が出ている人は、未精製の砂糖にも反応するので注意しましょう。ストレスで交感神経（自律神経のうち、活動時に働きが高まる神経）の活動が亢進している人は、特に砂糖による種々の反応が起こりやすくなっています。

さらに、人工甘味料（アスパルテーム、スクラロース、アセスルファムカリウムなど）は、より有害性のあることが示唆されています。果糖ブドウ糖液糖も、遺伝子組み換えトウモロコシから作られることがほとんどです。避けるようにしましょう。

子どもは甘いものが好きですし、おやつの楽しみも大切です。しかし、無制限に砂糖を与えていると、発達障害の悪化につながるうえ、ここに挙げたような深刻な弊害が起こります。砂糖は、使うとしても最小限にとどめ、果物やサツマイモなどの素材の甘みを生かしたおやつを選ぶようにしましょう。

✎POINT

☀**砂糖には、「糖化」「血糖値の乱高下」「免疫力の低下」「腸内細菌叢を乱す」「依存性が強い」など、さまざまな問題がある**

☀**砂糖の使用は最低限にとどめ、素材の甘みを生かしたおやつを選ぶ**

★アレルギー症状や過敏性を示す食べもの

一般には、アレルギーの検査で行われるのは「即時型アレルギー（ＩｇＥ型）」を起こす食べものを調べる検査です。この場合は、食べると数分から数時間後に、じんましんや、おなかを壊すなどの症状が出るので、検査をしなくても比較的わかりやすいといえます。

こうしたアレルギーの原因物質を避けるべきなのはもちろんですが、それとは別に、発達障害の子どもたちは、**「遅延型アレルギー（ＩｇＧ型）」や「食物不耐症」といわれるタイプの反応を持っていて、**検査をするとわかる場合があります。

この原因として多く見られるのは、**小麦、乳製品、卵、大豆**などです。その他、近年は

ＩｇＥ非依存性食物蛋白誘発胃腸症などの、ＩｇＥ以外のアレルギーも学会で取り扱われることもあります。

ただし、検査で反応が出なくても、小麦や乳製品は前述のとおり問題点が多数あり、発達障害の子どもたちは避けたい食べものです。

それ以外に、食べものに含まれる物質に反応するものもあります。**ホウレンソウやナッツ、ココアなどに多い、シュウ酸**という成分をとると、ぐあいが悪くなる子どもも多く見られます（詳しくは後述）。これらの食品をとると悪化すると感じられる場合は、とりすぎないようにしましょう。

また、アレルギー症状を起こす子どものなかには、実際はアレルギー反応ではなく、炎症のもとになるヒスタミンを分解できない場合が多く見られます。その際は、**ヒスタミンを含む魚の干物、サバ、トマトなどを避ける**ほうがよいでしょう。

このほか、フェノールという物質を多く含む食べものをとると、顔や耳が赤くなり、多動がひどくなるお子さんがいます。**フェノールは、着色料や防腐剤などに加え、イチゴなどのベリー系果物、アーモンド、ブドウ、リンゴ**などに含まれます。これらの食品でこの症状が出る場合は、避けるようにしてください。

ただし、果物はとてもいい成分を含んでおり、楽しめるおやつにもなるので、過剰な除去はしないようにして、様子を見ながら方針を決めていきましょう。

ほかの項で述べている有害物とあわせて、これらの食品を避け、できる限り食生活を改善していくことで、私の印象では、**半数以上の発達障害の子どもたちは、1ヵ月程度で症状の1／3かそれ以上の改善**が見られます。

子どもたちをよく観察して、どういうときに悪くなるかを見ていくと、かなり有効な食事のケアができます。そのためには、**食べたものを食事表に記録**していくと役立ちます。

こうした作業は、一見、めんどうに思えますが、それをすることでかえって原因がはっきりし、やみくもに除去する必要がなくなるので、むしろ手間がかからなくなります。

いずれにしても、よく子どもを観察することが大切です。

✎ POINT

☀ **シュウ酸を含む食品、ヒスタミンを含む食品、フェノールを多く含む食品などは避けたほうがよい**

☀ **食べたものを食事表に記録すると、原因がはっきりして、かえって手間を省ける**

★電磁波（ＥＭＦ）

私たちの体には微量な電流が流れています。それにより、細胞どうしの伝達や多くのシグナルの伝達が行われているのです。特に、脳への刺激、神経どうしの伝達には、電気信号が必須です。電磁波は、こうした電気信号を乱し、細胞間の伝達を混乱させ、間違った情報を伝える可能性があります。特に、筋肉量が少ない女性や高齢者、未熟な幼児や子どもは影響を受けやすいのです。

私たちは人工的な電磁波を、Ｗｉ－Ｆｉ、コンピューター、スマートホン、スマートメーター、テレビ、コードレス電話、電波塔、携帯電話のアンテナ塔などから、知らないうちに受け取り、体に悪影響を与えられています。

電気カーペット、電子レンジ、ＩＨ（アイエイチ）コンロ、冷蔵庫など、多くの電化製品からも電磁波が発生していますし、ハイブリッドカーや飛行機、新幹線に乗っただけでも電磁波を受けます。

これらの多くの電気機器から発生する電磁波が、ＡＤＨＤなどの発達障害をはじめ、うつや自殺、暴力行為、認知症など、多くの脳神経機能の障害に関与しているという報告も見られます。特に、脳のシナプス（神経細胞の接合部分）どうしがどんどんつながって成長する時期の子どもが電磁波にさらされるのは、とてもリスクが高いのです。

オール電化の家や、マンションの高層階に移って体調が悪くなった場合や、高圧電線や携帯電話の電波塔などが自宅から見える場所にあって、体調不良を認める場合は引っ越しを勧めます。ビルなどの建物で遮られていたら大きな問題はありません（ただし、＊５Ｇの時代になり、今までとは比較にならないほどの電波が飛び交っています）。夜の10時以降は、できるだけ電化製品のスイッチやＷｉ－Ｆｉを切っておきましょう。特に、子どもの脳に近い場所に置くのは避けてください。コンセントのそばも避けます。

電化製品は距離を置けば、ある程度電磁波の影響を避けられますが、Ｗｉ－Ｆｉはどこにいても電波が飛んでくるので厄介です。スマホや携帯、パソコン、テレビなどの画面から出ているブルーライトも電磁波の一種です。寝る直前にブルーライトを浴びると、体に備わった日内リズムが乱れて眠りにくくなります。

発達障害の子どもたちは、ただでさえ睡眠障害を伴うことが多いので、寝る前にテレビやスマホなどの画面を見せないようにしましょう。

電気機器に囲まれている生活から、たまには抜け出して自然の森に出かけたり、土や砂の上を裸足で歩いたりして、アーシング（体の電気を放出すること）を行うのもよいことです。電磁波を中和する製品もあります。手ごろな価格で入手しやすいものもあるので、興味のある人は試してもいいでしょう。

5G＝次世代通信規格で、2020年春より日本で本格導入されている。電磁波による健康被害が懸念されている。実際、電磁波の影響は大きくなっている印象がある。

POINT

電磁波は人体の電気信号を乱す。特に子どもは影響を受けやすい

睡眠中の環境だけでも、じゅうぶんに注意を払うべき

★有害金属

私たちの生活には、多種類の有害金属も潜んでおり、体に入る機会がたくさんあります。注意したい有害金属と、体に入る経路の例を、99ページに挙げておきます。

これらの有害金属は、多くがミネラルの代わりに酵素に結合し、働きを阻害します。また、ミトコンドリアやホルモンの働きも阻害することがわかっています。

特に、**水銀**の一部は脳や腎臓(じんぞう)に蓄積しやすく、鉛も脳、骨、歯などに蓄積して、いずれも発達障害に悪影響を与えます。

ヒ素は酵素を阻害し、脳や神経、肝臓への悪影響を起こします。

アルミニウムは、特に脳に有害で、自閉症、不安障害、パニック発作など、多くの病気との関連が指摘されています。

有害金属は、生活のどこにでもあるものが多く、完全に避けるのは困難です。気がついたところから、できる範囲でよいので、避けたり、へらしたりしていきましょう。

✎POINT

- **有害金属の多くは酵素やミトコンドリア、ホルモンの働きを阻害する**
- **完全に避けるのは困難なので、できる範囲で避けたり、へらしたりしよう**

主な有害金属

重金属　＊子どもは体内環境の影響が大きく、まず母体より入ってくる

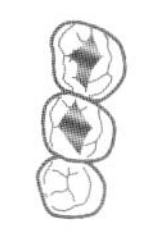

水銀＝歯の詰めもの（アマルガム）、ワクチンの保存料、一部の魚や甲殻類、プラスチック、印刷用インク、有機水銀系の農薬、電球など。

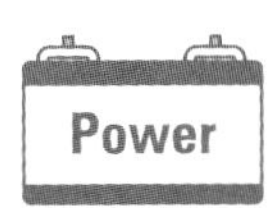

鉛＝自動車の蓄電器、PVC（ポリ塩化ビニル）、クリスタルガラス、陶磁器、魚釣り用のおもり、古い水道管、鉛含有のガソリン（飛行機の燃料で排ガスに含まれる）など。

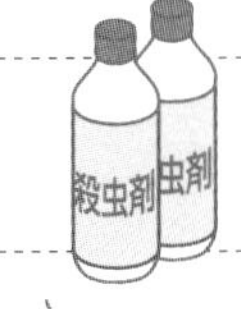

ヒ素＝土や水、農業に使う殺虫剤、鉱物、ガラス、顔料、電子機器、合金、タバコなど。

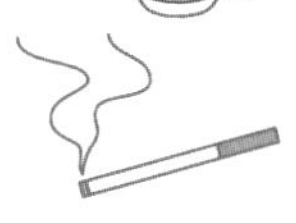

カドミウム＝鉱物、土壌、タバコの煙、自動車の排ガス、電池、電子機器、プラスチック、ガラス、陶磁器、画材、金属のコーティングなど。

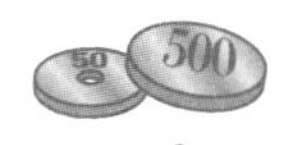

ニッケル＝硬貨、電池、調理器具、携帯電話、医療機器など。

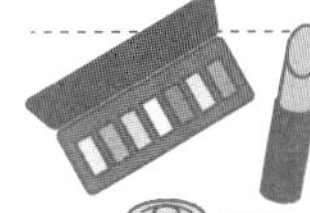

アンチモン＝電池、化粧品、医薬品、ゴム・プラスチックの顔料、多くの工業材料など。

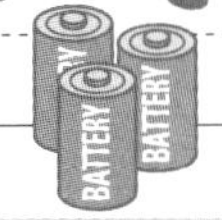

マンガン＝乾電池、リチウム電池など。

軽金属

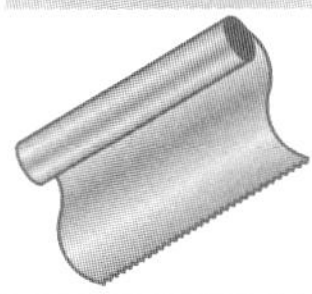

アルミニウム＝土壌、水、膨張剤、色止め剤、品質安定剤、鍋、アルミホイル、缶、化粧品、乾燥粉末食品、ベーキングパウダー、ワクチン、一部の胃薬など。

★遺伝子組み換え食品（GMO）、グリフォセート（除草剤）

動物や昆虫、ウイルス、細菌などの遺伝子を組み込むことにより、その作物の持ったんぱく構造を変えたものが遺伝子組み換え作物です。**その作物が体内に入ると、体は異物とみなして、免疫システムを使って攻撃する**ことがあります。すると、自分の細胞まで攻撃するなどの混乱も起こるのです。

アレルギーや自己免疫疾患などを引き起こす可能性に加えて、自閉症、ADHDなどの一因ともなりえます。遺伝子組み換え作物からできた食物は、**体内に入ると栄養素も消化力も解毒力も奪い、腸内細菌の状態も変えてしまいます。**

遺伝子組み換え食品は世に多く出回っています。全世界の81％の大豆、35％のトウモロコシ、30％のキャノーラ（ナタネ）が遺伝子組み換えです。アメリカだけで見ると、順に91％、95％、85％です。

そのため、**日本への輸入穀物の約半量が遺伝子組み換え**になっています。この穀物は直接私たちが口にする場合もありますが、ほとんどは家畜のエサとなっています。

こうした遺伝子組み換え作物は、グリフォセート（ラウンドアップ）という除草剤に対して耐性を持たせる目的で開発されました。当然、遺伝子組み換え食品には、かなりの除草剤が含まれ、それも摂取してしまいます。グリフォセートは、腸内の善玉菌を殺し、病原菌の成長を促します。それによって腸の炎症を引き起こし、腸のふるい構造を壊してしまいます。その結果、腸内環境が乱れ、自己免疫疾患、神経障害による自閉症やその他の発達障害、アレルギーなどの増加につながるのです。

現在、日本で遺伝子組み換え食品として承認されているのは、「**トウモロコシ、ナタネ、ワタ、大豆、テンサイ、ジャガイモ、アルファルファ、パパイヤ**」の８種です。

これらの食品や、使われた製品を買う際は、「**遺伝子組み換えでない」と表示されたもの**を選びましょう。ただし、表示義務のない食品（たれや添加物、コーンシロップや油）もあるうえ、家畜のエサになったり、外食に使われたりしていればわかりません。また、遺伝子組み換えでなくても、茎や葉が不要な作物（特に実の部分のみが必要となる小麦）からは、グリフォセートが多く検出されています。ポストハーベストとしても使用されているので、国産のものでも油断できません。安心な作物を、しっかり選べるようになりたいものです。それには、できるだけ外食をへらしたり、信頼できる生産者のものを選んだりしましょう。

✎POINT

☀遺伝子組み換え作物はたんぱく構造が変わっている可能性があるため、体はその作物を異物とみなして、免疫システムを使って攻撃することがある

☀腸内環境が乱れ、自己免疫疾患、神経障害による自閉症やその他の発達障害、アレルギーなどの増加につながる

★農薬・殺虫剤

1990年代以降の農薬は、ネオニコチノイド系が主流を占め、多くの農薬、殺虫剤、除草剤、ペットのノミ取り、シロアリ駆除剤などに使われています。「効果が高くて安全」と謳(うた)われていますが、実際はとても危険なものです。先ほどの除草剤（グリフォセート）もそうですが、EU諸国、韓国、アメリカやカナダの一部の州などでは、どんどん規制されています。日本だけは、この流れに逆らって多く使われています。

これらの**農薬や殺虫剤は、行動、精神、記憶などの脳機能や末梢神経などに障害を引き起こします。自閉症、ADHD、知能の低下などとの関連**も報告されています。

また、ピレスロイド系農薬・殺虫剤というものもあります。もともと菊の成分からつくった自然な除草剤（ピレツレン）でしたが、それをまねて合成農薬を作ったのです。この合成ピレスロイドは、自然のピレツレンに比べて何倍もの毒性があります。

カーバメート系殺虫剤というものも、ネオニコチノイドと同様、中枢神経系への影響が報告されています。パーキンソン病、反応性低血糖（糖質摂取後の急な血糖上昇のあとに起こる低血糖）ＡＤＨＤなどの原因の1つとされ、めまい、頭痛、けいれん、てんかんなども引き起こすことが指摘されています。

殺虫剤は、ペットのシャンプーにも入っているので、使用時は要注意です。ノミ取りとしてのピレスロイド系殺虫剤が入ったペットシャンプーを使っている母親から、自閉症の子どもが生まれる率が高いとの報告もされています。農薬や殺虫剤などは、体内に入らないようじゅうぶん注意し、子どもは決して近づけないようにしましょう。

✎ POINT

☀農薬や殺虫剤は、行動、精神、記憶などの脳機能や末梢神経などに障害を招く

☀自閉症やＡＤＨＤ、知能の低下などとの関連も報告されている

★化学物質

◉着色料・発色剤

食品や絵の具、口紅などに使用されるタール色素というものがあります。もともとはコールタールからとれる成分を原料にしたことからこの名前がつきました。主な種類は下のとおりです。

食品に添加するものなので、一般には安全だと認識されているのですが、米国・パデュー大学の研究者らは、食品に添加される合成着色料が、注意欠陥障害（ＡＤＨＤ）などの行動障害を引き起こすと報告しています。

アメリカでは、日本で許可されているうちの５種類（赤色２、１０２、１０４、１０５、１０６号）は禁じられています。また、イギリスではＡＤＨ

主なタール色素

アマランス（赤色２号）、エリスロシン（赤色３号）、アルラレッドAC（赤色40号）、ニューコクシン（赤色102号）、フロキシン（赤色104号）、ローズベンガル（赤色105号）、アシッドレッド（赤色106号）、タートラジン（黄色４号）、サンセットイエロー FCF（黄色５号）、ファストグリーンFCF（緑色３号）、ブリリアントブルーFCF（青色１号）、インジゴカルミン（青色２号）など。

Ｄとの関連が疑われるとして、６種類（黄色４号、キノリンイエロー、黄色５号、カルモイシン、ポンソーレッド、赤色40号）についてメーカーの自主規制を勧告しました。

日本では、こうした動きが鈍いのですが、諸外国の動きを見ると、タール色素と発達障害の関連を重視していることがわかります。

自己防衛として、こうした着色料を使っているものは、避けるようにしましょう。

✎POINT

☀**食品に添加されているものなので、安全だと認識されているが、諸外国ではタール色素と発達障害の関連を重視している**

☀**日本では許可されていても、アメリカやヨーロッパでは制限されているものもある**

◉化学調味料

化学調味料にも多くのものがありますが、特に注意したいのが、スナック菓子、レトルト食品、コンビニ弁当、インスタントラーメンなど、あらゆるものに含まれる**化学調味料**で、以下のように記載されているものです。

「アミノ酸等、ＭＳＧ（グルタミン酸ナトリウム）、グルタミン酸、アスパルテーム、アスパラギン酸塩、加水分解イースト、カゼイン塩、たんぱく加水分解物」など。

これらをとりすぎると、炎症を招いたり、興奮、頭痛、てんかんなどを招く神経毒として働いたりします。また、しびれ、吐き気、頭痛、焼けるような感覚、胸痛、動悸、ぜんそくのような呼吸困難感、強い眠気、虚弱、不整脈、血圧上昇、むくみ、下痢、下血、胃けいれん、筋肉痛、関節痛、抑うつ、気分障害、急に怒りっぽくなる、片頭痛、めまい、バランス力の低下、混乱、不安などを起こすことがあります。

パニック発作、過活動、行動障害との関連があるともいわれています。

特に、ＭＳＧなどに含まれるグルタミン酸ナトリウムは、たんぱく質やほかのアミノ酸と結合していないため、すばやく血液中にとり込まれます。本来、脳へのゲート（血液脳関門）はよけいなものが入らないようになっているのですが、特に炎症を起こしている場合は脳内に移行しやすく、脳にダメージを与えるのです。

もともとグルタミン酸は、体内にある主要な興奮性の神経伝達物質で、刺激物なので「おいしい！」と感じさせる作用があります。自然のものなら大きな問題はありません（なかには、非常に過敏で、コンブやみそにも反応する子もいるので、一時的にやめたほうがいい場合もあります）が、化学調味料に慣れてしまうと、これを使っていない食事に物足りなさを感じるようになります。

また、グルタミン酸は、会話能力に欠かせないＧＡＢＡ（ギャバ）という神経伝達物質に変わる物質です。それが化学調味料として多量に体内に入ると、バランスがくずれて**ＧＡＢＡの量が少なくなり、会話能力が低下する**のです。

こうした添加物を除去していくと、言語障害、多動症、多くの神経症状の軽快が見られるとの報告があります。実際の診療でも、よくそういった体験をします。

どの物質に特に過敏なのかは、子どもによって反応が違います。ですから、「お子さんがどんなものを食べたら、どういう症状が悪化するか」を、観察・記録することがとても大切です。食品の表示を見て、これらの添加物はできるだけ避けましょう。

ただし、「すでに加工されているものを原料として使用する場合や、加工する過程で使用するものは、表記しなくてもよい」「一部は一括表示で書ける（例えば「Ph調整剤など」）という抜け道があるため、これらの添加物が入っているかどうかわからない場合もあります。また、外食では、どんな添加物入りの食品が使われているかわかりません。できるだけ外食や加工品の摂取をへらしましょう。

✎POINT

☀化学調味料を除去すると、言語障害、多動症、多くの神経症状が軽快するとの報告がある。これは、実際の診療でも体験すること

☀表記の抜け道があり、入っているかどうかわからない場合もあるので、できるだけ外食や加工品の摂取をへらすべき

◉石油化学製品

気をつけたい主な石油化学製品と、使われている場所の例は110ページのとおりです。これらの化学物質は、体内に入ると代謝を阻害し、発達障害の悪化につながります。特に、以下のようなことに気をつけましょう。

スチレンは、スーパーマーケットで食品トレイとして使われている素材です。この素材の容器に、**温かい飲みものや食べものを入れない**ようにしましょう。温かい飲食物を入れて摂取すると、かなりスチレンが溶け出し、体に入ることになります。

テトラクロロエチレンは、ドライクリーニングなどで使用されます。揮発性なので、**ク**

リーニング済の服は袋から出して、しばらく風を通すと、この物質をへらせます。できれば、ドライクリーニングではなく「**水洗い**」「**オゾン洗い**」を頼んでみましょう。

また、ラップフィルムや缶の内側のコーティングなどに使われ、身近に多いＢＰＡ（ビスフェノールＡ）にも注意が必要です。フランスでは、３歳児以下が使うものには、ＢＰＡは使用禁止になっています。アメリカ食品医薬品局（ＦＤＡ）も、ＢＰＡは健康被害が懸念されるので、使用を控えるように警告を出しています。

特に、この物質が妊娠中の母体に蓄積していたり、子ども時代に多くふれたりしていると、**ＡＤＨＤ**などのリスクが高まるとされています。

このところ特に問題になっているのは、洗剤や芳香剤に使われている柔軟剤の揮発性有機化合物によるミトコンドリアの障害や、マイクロカプセルによる強いアレルギーなどです。学校や、閉鎖された場所でのリスクが、今後さらに懸念されます。

周囲がプラスチックだらけの現代生活で、避けるのは難しいのですが、できるだけ使わないようにし、子どものおもちゃとしても与えないようにしましょう。

主な石油化学製品

揮発性有機溶剤

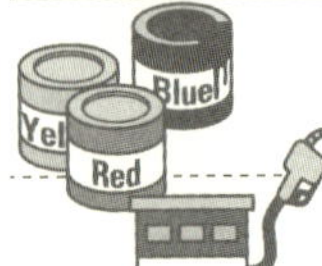

トルエン＝ペンキ、接着剤、ガソリン、ネイル、しみ抜き、タバコの煙など。

ベンゼン＝ガソリン、タバコ、排気ガスなど。

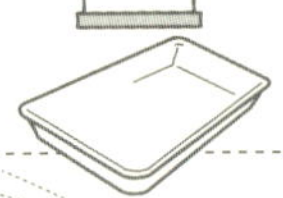

スチレン＝発泡スチロール、スチレン性の食器、カーペット、プラスチック製品、タバコの煙など。

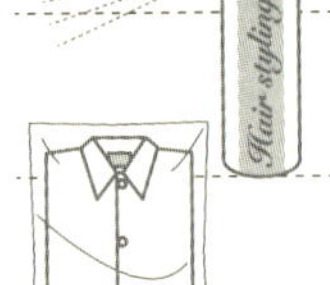

フロン類＝スプレー、冷蔵庫やクーラーの冷媒など。

ジクロロメタン＝フロンの代替品だが制限が望ましいものになっている。

テトラクロロエチレン＝ドライクリーニングなど。

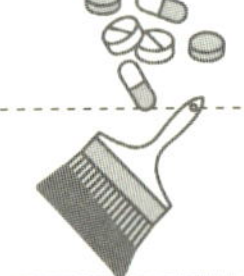

キシレン＝石油中に含まれ、薬剤等の原料として使われる。

酢酸エチル＝塗料、印刷インキ、接着剤、洗浄剤、ガソリン、シンナーなど。

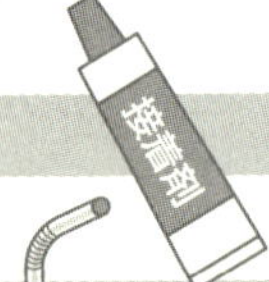

PCB（ポリ塩化ビフェニル）

＝電気機器の絶縁油。＊現在は製造中止

フタル酸エステル

＝接着剤、化粧品、壁紙、フィルムなど。

PVC（ポリ塩化ビニル）

＝プラスチック製品。
＊フタル酸を含み、燃やすとダイオキシンを発生する。

※なお近年は、洗剤・芳香剤に含まれるクロロホルムやノルマルヘキサン、マイクロカプセル、イソシアネートなどが、大きな問題になっている。

✎ POINT
☀ **食品トレイに温かい飲食物を入れない。ドライクリーニングに要注意。**
☀ **石油化学製品はできるだけ使わない。子どものおもちゃとしても与えない**

★腸内のカビ・カビ毒、クロストリジウム菌

カビの仲間を真菌類といい、数百万種類があります。主に、酵母（イースト、カンジダ）、糸状菌（カビ）、食菌（キノコ類）があります。ここでは、広く真菌類を指す言葉として「カビ」と表現します。もともと、私たちの腸には少数のカビが存在していますが、なんらかの誘因で、腸内細菌のバランスがくずれ、大量のカビが発生します。**抗生物質の過度な使用、食べものの大量のカビの摂取、カビが多いところにいること**などが原因になります。

腸に増殖したカビは炎症を起こすとともに、**マイコトキシンと呼ばれる毒素**をつくります。カビ自体も感染源やアレルゲン（アレルギーの原因物質）になりますが、マイコトキシンも、大きな弊害をもたらします。遺伝子と結合して細胞のサイクルを止め、細胞分裂を阻害し、免疫の抑制や炎症を引き起こすのです。

食べものに発生したカビが排出するカビ毒（マイコトキシン）は、**100度以上で加熱しても消えません。**特にカビが発生しやすいものは、**トウモロコシ、コーヒー、小麦、大麦、砂糖、ピーナッツ、アルコール、チーズ**などです。マイコトキシンは、住環境などにも潜んでいます。これを参考に、カビが生えたものは食べないようにしましょう。抗生物質を過剰に使わないことや、住宅のカビを除去することも大切です。

このほか、腸内細菌の一種である**クロストリジウム菌**には、悪玉と善玉の両方がいるのですが、悪玉のつくる毒性物質は、神経伝達物質に作用します。そして、**突然キレたり落ち着きがなくなったりする症状を起こします。**また、筋肉にダメージを与え、発達障害の子どもに見られる**会話の少なさにも影響します。**このような毒性物質の産生を防ぐには、**腸の炎症を抑え、腸内細菌のバランスをよくしておくことが大切**です。

✎POINT

☀カビ自体も炎症を起こすが、カビからできるマイコトキシンはさらに怖い

☀トウモロコシ、コーヒー、小麦、大麦、砂糖、ピーナッツ、アルコール、チーズなどはカビが発生しやすい

★ワクチン

ワクチンは、病原体（抗原）を少量体内に入れることで、免疫細胞にそれを排除する「抗体」をつくらせ、感染症の予防を目指すものです。

ここで、ワクチンの是非をいいたいわけではありません。ただ、ワクチンのなかには病原や抗原だけでなく、多くのアジュバント（抗原性補強材・アルミ、アセトアルデヒド、動物のたんぱく質や油など）と呼ばれる物質が含まれます。それらは、**体にとっての異物や有害物**です。受ける人が健康で、それらを短期間で排出し、ワクチンの本来の効力を得られる場合はよいのですが、**有害物質を排出する能力のない人が受けると、さまざまな副作用が出る**場合があります。

免疫のしくみが未熟な乳幼児や、体から解毒ができなくなっている人、免疫異常やアレルギーのある人がワクチンを打つと、ワクチンの効果は薄れて感染の予防にならないうえ、神経障害、感染、炎症などのトラブルが起こりやすくなるのです。

特にＭＭＲワクチン（百日咳、ジフテリア、破傷風の３種混合のためアジュバントの量や種類が多くなる）や、ＨＢＶワクチン（Ｂ型肝炎ワクチン）などは、自閉症やＡＤＨＤ

ワクチンを避けるべき人の家族歴

ガン 前立腺ガン、乳ガン、非ホジキンリンパ腫、慢性リンパ球性白血病、膀胱ガン、腎ガン、大腸直腸ガン、卵巣ガン

自己免疫疾患 ループス、クローン病、橋本病、多発性筋炎、シェーグレン症候群、ベーチェット病、原発性胆管硬化症

中枢神経系疾患 線維筋痛症、慢性疲労症候群、自閉症、多発性硬化症、パーキンソン、ALS（筋萎縮性側索硬化症）

＊これらの病歴がある近親者がいる場合、ワクチンは避けるのが望ましい。

以上の有害物質のほか、光化学スモッグ（光化学オキシダント）、車の排気ガスなどの大気汚染、工場からの排液、ガソリンスタンドで使用された薬剤による土壌汚染などにも注意が必要です。

との関連が報告されています。未熟であればあるほど、異物を除去する力は低くなります。特に、解毒能力が低い家系の子どもや、腸の状態が悪いと思われる子どもは注意が必要です。少なくとも3歳までは避けるほうが無難でしょう。

ＨＢＶワクチンは、生後すぐから接種が推奨されています。日本では任意接種ですが、２０１６年から定期接種となりました。新生児の体にこうした有害物質が入るのは危険です。母親がB型肝炎でなければ、避けて問題ないと考えられます。

また、**自閉症スペクトラムやＡＤＨＤの家系の子ども**などは、遺伝的に異物の除去能力が低い可能性が高く、上の表のような家族歴

がある場合は、避けることをお勧めします。もし受ける場合は、体調が万全なときを選びましょう。そして、スケジュールが決まっているからと、あわててたくさん打ってはいけません。

数十年前には5種類前後だったワクチン（回数は別）が、今では10種類以上になり、スケジュールが密になっています。そのため、体調が悪くても無理に打つこともふえてしまっています。また、同時に数種類を打つこともあたりまえになっています。こうしたワクチンの打ち方は、とても危険です。

アメリカのポール・トーマス小児科医が、最小限のワクチンにして時期を考慮し、リスクの高い子たちには避けることなどを行ったプログラムでは、約千人以上の子たちの調査で、自閉症になった子どもは１人も出ませんでした。一方、アメリカの標準的なプログラムで推奨されているワクチン（数・量ともにかなり多い）を打った群では、９００人のうち15人、つまり60人に１人が自閉症スペクトラムを発症しました。

本当に必要なワクチンと、そうでないものを見極めることが大切です。同時に、ワクチンの副作用が起こりにくい体づくりもしなければなりません。それには、バランスのとれた食事、運動、睡眠、有害物をためないことなどが必要です。

✎POINT

☀MMRワクチンやHBVワクチンなどは、自閉症やADHDとの関連が報告されている

☀自閉症スペクトラムやADHDの家系の子ども、114ページの表のような家族歴のある場合は、ワクチン接種は慎重に

避けたいこと③栄養欠乏や代謝の不備

摂取した栄養素がきちんと使われる体づくりを

ここまでお話ししてきたように、栄養素をきちんととること、消化されて利用されやすい食品でとることは、発達障害を改善するための重要なポイントです。さらに、原料は、そのままでは使われないことが多くあります。例えば、神経伝達物質のセロトニンを見てみましょう。セロトニンの原料はトリプトファンというアミノ酸です。アミノ酸はたんぱく

質の構成分で、トリプトファンは肉類、魚介類に多く含まれています。ならば、これらをしっかり食べてさえいればよいかというと、そうではありません。

肉を分解するには、まず丈夫な歯が必要です。肉を細かくちぎって、つぶし、唾液でからめて、胃まで届けます。胃で胃酸が分泌され、初めてたんぱく分解酵素が働くようになります。さらに、小腸から分泌される膵臓の酵素によって分解が進みます。

その結果、ようやくペプチド（アミノ酸が少数つながったもの）やアミノ酸にまで分解されて、トリプトファンとなります。そして、さらに輸送体というものにのって必要な場所に運ばれなければ、目的の細胞に利用されないのです。

そのトリプトファンが必要な場所に届いたとしましょう。うまく届いたとしても、そこからセロトニンになるためには、多くの代謝酵素や、補因子であるミネラルや補酵素であるビタミンが必要になります。

例えば、葉酸をもとにしてつくられるＢＨ４（テトラヒドロビオプテリン）という成分や、鉄、ビタミンB_6、亜鉛、マグネシウム、ビタミンＤなどが必要です。

しかし、それらがあっても、酵素の働きを阻害する重金属や糖化物質、炎症や化学物質などがあれば、うまく働いてくれません。これらがクリアできなければ、必要な神経伝達物質などがつくられず、発達障害の悪化につながります。「ここまでに述べた阻害要因をできるだけ排除すること」と、「しっかり栄養素をとること」が、どちらも重要なのです。

✎POINT
- 栄養素を摂取しても、体内で使えるようになっている必要がある
- 阻害要因の排除と、しっかり栄養をとることが重要

避けたいこと④ストレス

ストレスが心身をシャットダウンさせることも

炎症や痛みなどの身体的な現象も、体にとってはストレスになりますが、ここでは精神的なストレスについてお話ししましょう。

強いストレスを受けると、自律神経のうち、活動時や闘争時の体をつくる交感神経が優

位に（働きが優勢に）なります。この状態が続くと、**常に緊張や不安、恐怖を感じる**ようになります。すると、胃腸の動きが不調になり、消化力が低下します。粘液が分泌されず、病原体などの侵入を抑制できなくなり、**さまざまな攻撃を受けやすくなる**のです。

血流が悪くなり、酸素がじゅうぶんに行き届きにくくなり、老廃物の処理能力が低下します。胃腸からの吸収障害で栄養素が不足し、炎症が起こりやすくなってきます。

自律神経の調整が難しくなり、さらに多くの不調が起こり、不眠になります。当然、**発達障害の症状も悪化**していきます。

また、ストレスにより多くのホルモン（コルチゾールやカテコラミン）などが分泌され、ミネラルの消耗を引き起こし、さらに代謝トラブルを招いてしまうのです。

もちろん、生きていれば必ずストレスは受けるので、一過性なら問題ないのですが、**慢性的になると発達障害への悪影響も続く**ことになります。

近年、これに加えて、別のストレス反応も知られるようになりました。副交感神経には新旧のタイプがあります。一般に知られているのは新しいタイプで、胃腸の動きをよくしたり、リラックスすると活発になったりします。しかし、ストレスによって古いタイプの副交感神経系が刺激されると、あらゆる動きが止まって、シャットダウンするような反応が起こることがわかってきたのです。

ストレスがかかると何もいえず、動けず、なかには失神する場合もあるというストレス反応です。これが高じると、**表情がなくなり、聴覚が過敏となり、人とのつきあいができなくなってきます。**

発達障害の子どもがこのような状況に陥ると、さらに病院に行く機会とクスリを使う機会がふえて、よりいっそうの代謝トラブルを引き起こすことになりがちです。

例えば両親の不仲、いじめ、幼少期からの虐待、受験などの過剰なストレス、友人や親戚との離別、環境の急激な変化、スポーツ競技などの挫折ややりすぎ、寝不足など、ストレス要因としては多くのものが考えられます。すべては無理でも、子どもの受けるストレスを、できるだけ少なくする配慮をしていきましょう。

✎ POINT

- **交感神経が過度に優位になると、体の不調が起こり、発達障害にも悪影響を及ぼす**
- **ストレスにより、古いタイプの副交感神経が刺激されると、よりいっそう、代謝トラブルが引き起こされがちになる**

パート2　発達障害を改善する食事とメソッド

実行したいこと①自然で消化のよい食事

消化しやすいものを消化しやすい形でとる

パート２では、発達障害をよくするために実行したいポイントを紹介します。まず、最も重要な食事のとり方について。具体的なレシピ例は２２５〜２６３ページで紹介するので、ここでは全体的なコツや注意点を挙げましょう。

最も大切なのは、**「消化しやすいものを消化しやすい形でとる」**ことです。保存料などの添加物が入っている加工品など、酵素を阻害するもの、消化するのに多くの消化酵素を必要とするものは避け、自然界にあって消化する能力を備えている食品をとりましょう。

難しいことではなく、ありのままの食材をいただくようにすれば、自然とそうなります。ありのままの食材とは、加工品などでなく、**野菜、肉、卵、魚、豆類、穀物など、食材そ**

のものという意味です。

野菜は、そのままやすりおろし野菜やジュースにしたり、スープにしたり、煮たり、焼いたり、蒸したりすればよいでしょう。肉・卵・魚も「焼く、煮る、炊く、蒸す」などの調理法にします。肉や魚はミンチにして調理するのもよい方法です。スープは具だくさんにすると、簡単で食べやすく、バランスもとれるのでお勧めです。

豆や穀物は、種子の状態では消化がしにくい構造になっているので、しっかり浸水したあと調理するか、添加物の入っていない水煮の素材などを利用するとよいでしょう。納豆やみそなどの発酵させたものを利用すると、消化しやすいうえに、食事全体の消化も助けられます。

揚げものや炒めものなど、高温になる調理法は、有害物質が発生したり、たんぱく質の構造が変わって消化に負担をかけたりするので、できるだけ避けましょう。**いちばんよくないのは、ウインナーやハムのように多くの添加物が加えられているものや、本来の形がわからないもの**です。

レトルト食品のように保存がきくものや、化学調味料などが多く使われているもの、遺伝子組み換え食品も、ここまで述べてきた理由で避けてください。

また、甘いドリンク類やデザート類、調理済みの商品などには、「**果糖ブドウ糖液糖**」などと表示される「異性化糖」という糖分がよく使われています。こうした糖分や、**人工甘味料のアスパルテーム、ｐＨ調整剤、人工的な着色料**などは、自然界にない物質です。その分、消化されにくく、腸に負担をかけます。これらは、本来の消化機能を低下させるだけでなく、酵素の活性を阻害するので、**二重に体に負担をかけます。**

ビタミンや酵素などは、外からとるだけでなく、腸内細菌によってもつくられます。ですから、クスリや遺伝子組み換え食品、農薬などで、腸内細菌のバランスが乱れると、ビタミン不足や酵素不足が引き起こされます。そうなると、いい食事をとっていてもビタミンや酵素不足となり、消化も悪くなります。

もちろん食品のバランスも大切です。自閉症スペクトラムの7割に食の偏りがあるという調査結果があります。これには、**好き嫌いをはじめ、食感に過敏で舌ざわりが嫌だとか、飲み込まないでいつまでも口の中にとどめておく、**などが含まれています。**炭水化物だけ食べて、野菜や肉や魚を食べない子ども**もよく見られます。

すぐには無理でも、炎症や代謝を阻害する要因をへらしていくと、食べるものの幅も広がってきます。自然なものをバランスよくとれるように、できる範囲から少しずつ食生活を整えていきましょう。

✎POINT
☀ハムやウインナーなど添加物の多いもの、レトルト食品や、化学調味料などが多く使われているもの、遺伝子組み換え食品などは避け、食材そのものを摂取する
☀自閉症スペクトラムの7割に食の偏りがあるといわれる。好き嫌いをはじめ、食感に過敏で舌ざわりが嫌、飲み込まないなどもある

サプリの助けを借りることもある

当院では、食事の指導を中心にしていますが、必要性が高いと思われる場合は、ときには栄養を届けるためのサプリも使用します。参考までに、発達障害とされる子どもたちによく使われるサプリを、簡単に挙げておきましょう。

まず、発達障害への効果に関して、論文などのエビデンス（科学的根拠）がしっかりあるのは、以下のようなものです。

・**メラトニン**＝睡眠促進作用や抗酸化作用をもつアミノ酸の一種
・**カルニチン**＝細胞内のエネルギー産生工場であるミトコンドリアの働きを助けるビタミン様物質
・**NAC**（N－アセチルシステイン）＝解毒に必要なグルタチオンの産生を助けるペプチド（少数のアミノ酸がつながったもの）

また、これらのように論文は多くありませんが、**消化酵素、ビタミンB6、マグネシウム、プロバイオティクス**（人体に有用な微生物を含む食品）なども有効性が示唆されています。医薬品になりますが、ホルモンの一種である「オキシトシン」（当院では使うことはありませんが）、神経伝達物質のアドレナリンに作用して交感神経の興奮をへらす「プロプラノロール」（交感神経の興奮を緩めるクスリ）も有効性が謳われています。

実は**オキシトシンは、医薬品を使わずにふやす方法**があります。オキシトシンは、「幸せホルモン」「愛情ホルモン」とも呼ばれ、心地よい体験や愛情に満ちた体験によって増加し、組織の修復作用を発揮するホルモンです。

そのため、**愛情を持ったふれあい、人を思いやる気持ち、リラックスすること、心地のいい運動やヨガや太極拳、プラス思考、異性との交流、瞑想、歌を歌う、好きなものを見**

る、笑うことなどでふえるとされています。

逆にオキシトシンの分泌を抑制するのは、**好きなものとの乖離(かいり)、孤独、人との交流を断つ、水の飲みすぎ、アルコール、薬物乱用、怒り、恐怖、寂しさ**などとされます。オキシトシンを抑制するものを避け、ふやす体験を取り入れていけば、クスリを使わなくてもふやせる可能性があります。

また、**BDNF**(脳由来神経栄養因子)を補給することで、神経細胞への栄養作用が認められることも報告されています。BDNFはサプリになっていますが、**日光にしっかり当たることや適度な運動・睡眠で増加する**ことがわかっています。それ以前に、炎症を起こすとBDNFがへるので、炎症を防いでBDNFをへらさないことが大切です。

このほか、以下のサプリも、必要な場合は食生活の補助として用いる場合があります。

- **ω(オメガ)3系脂肪酸(EPA、DHAなど:次項参照)**
- **ホスファチジルコリン(脂質の一種)**
- **鉄(特にADHDに対して)、亜鉛、マグネシウムなどのミネラル**
- **GABA(γ(ガンマ)―アミノ酪酸:神経伝達物質の一種)**
- **5HTP(5―ヒドロキシトリプトファン:トリプトファンの前駆物質)**

・葉酸（メチル化した葉酸、フォリン酸という種類など細胞に入る形のもの）
・ビタミンC、ビタミンB12、ビタミンD
・その他のアミノ酸など

さらに、解毒を助けるために、前述の**NAC、グルタチオン、クロレラ**（単細胞緑藻類）、**クレイ**（粘土鉱物）、**チャコール**（活性炭）などが使用されることもあります。サプリには、外用のもの、ヘム化、活性化、有機化したもの、スプレー状のもの、鼻腔に投与するもの、浣腸など、さまざまな形があります。

しかしこれらは、**食生活をしっかり改善するという土台があって**はじめて効果を発揮するもので、そうでなければ効果は半減します。**食生活を整えるとともに、適度な運動をすること、しっかり睡眠をとること、日光を浴びるなどの生活改善も大切**です。

✎ POINT
☀メラトニン、カルニチン、NACなどは、発達障害へのエビデンス（論文）がある
☀「幸せホルモン」と呼ばれ、組織の修復作用などを発揮する「オキシトシン」は、愛情を持ったふれあい、人を思いやる気持ちなどでふえる

実行したいこと②適量の良質な脂肪をとる

いい油でも加熱は最小限に

油脂（脂質）は、一般には誤解から悪者扱いされることも多い栄養素です。しかし、私たちの体には必須の栄養素。すべての細胞膜や脳の乾燥重量の70％程度は脂質でできています。そのことからもわかるように、脂質は脳の構成材料として重要です。発達障害を改善するためにも、しっかりとりたいものです。

また、脂質はホルモンや、ビタミンDなど脂溶性ビタミンの原材料になります。

脂質が不足すると、うつ病、骨粗鬆症、免疫力低下、ホルモンバランスの異常、慢性疲労などを起こしたり、血管や皮膚が弱くなったりします。また、食事中の脂肪がへると高糖質食になりやすく、血糖コントロール不良などの危険も出てきます。

ただし、脂質ならなんでもよいわけではなく、質のよい脂質をとることが大切です。例えば、バターの代わりに、マーガリンをパンにぬったり、ショートニングをお菓子づくりに使ったりしている人がいます。

マーガリンやショートニングに多く含まれる「**トランス脂肪酸**」という脂質は、自然界にはごく一部を除いて存在しない**不自然な脂肪**です。

トランス脂肪酸のような不自然な脂肪をとると、それを取り込んだ細胞に対して、体内の抗体が攻撃したり、免疫細胞が反応したりして、**炎症が起こります。**また、脳の神経伝達物質の働きが阻害され、**うつになりやすくなります。**さらに、細胞どうしの連絡がスムーズにできなくなるので、**あらゆる疾患にかかりやすくなります。**

トランス脂肪酸はとらないようにして、自然な油をとりましょう。

ただし、加熱で酸化しやすい**リノール酸**（油脂の主成分である脂肪酸の一種）を多く含む植物油（コーン油、ダイズ油、綿実油など）は、**なるべく使わないように**しましょう。これらも加熱すると、トランス脂肪酸に変化しやすいからです。

リノール酸には、悪玉コレステロールを増加させる作用もあります。こうした弊害が少なく、酸化しにくい脂肪酸としてはオレイン酸があります。

含まれる脂肪酸のなかで、オレイン酸とリノール酸のバランスがとれた「**米油**」や「**オリーブ油**」が、生での摂取、加熱料理ともにお勧めです。

バターのたんぱく質を取り除いた「**ギーバター**」も、高温調理しても酸化しにくいので安心です。

ただし、いい油でも高温で長く熱すると、トランス脂肪酸や有害なアルデヒドが生じます。**新鮮な油を使って、加熱は最小限に抑え、揚げものは避けましょう。**

脂肪酸のうち、植物油に多い不飽和脂肪酸（構造のなかに二重結合部分をもつ脂肪酸）は、構造によってリノール酸などのω6、α（アルファ）リノレン酸などのω3、オレイン酸などのω9というように分類されます。このうち、ω6とω3はバランスよくとることが大事です。現状では多くの人がω6をとりすぎています。

不飽和脂肪酸は、すぐに酸素と結びつき、非常に酸化しやすい性質があります。そのため、過酸化脂質という有害物質をつくりやすい面があります。

不飽和脂肪酸のとりすぎには注意しましょう。特に、加熱しすぎないようにしてください。

このほか、アボカドなどをそのまま脂肪の供給源として食べたり、ビタミンEの多いグレープシードオイルなどを新鮮な状態で使ったりするのもよいでしょう。

✎POINT
☀マーガリンやショートニング、リノール酸などに注意し、トランス脂肪酸をとらないようにする
☀米油、ギーバターは、酸化しにくいのでお勧め

実行したいこと③やさしく脳を刺激するいろいろな療法

ダメージを受けた脳は修復し、改善する力がある

食生活の改善は、代謝が正常に行われ、脳と体がきちんと働くための土台づくりです。そのうえで、適切に脳・神経を刺激する療法を行うと、発達障害の改善に効果が得られる場合があります。

発達障害は、「脳の障害によるもので改善は不可能」と考えられた時期もありました。しかし、脳に関する概念は変わってきており、**ダメージを受けた神経細胞、発達が一旦停**

止している神経細胞にも、「可塑性（かそせい）」があることがわかってきています。

可塑性とは、形を変えて回復していくこと。つまり、ダメージを受けた脳も、修復する力をじゅうぶん持っているとわかってきたのです。それには、弱いところ、ダメージのあるところに、しっかりと運動や刺激で信号（エネルギー）を与えることが大切です。同時に、修復に必要な栄養を届けることで脳は修復し、発達を始めるのです。

発達障害の症状が出てから何年たっていても、遅すぎることはありません。

脳の刺激療法には多くのものがあります。発達障害に有効とされるものをいくつか紹介しておきましょう。その多くは、今述べた脳の可塑性を前提として、ダメージを受けている脳を回復させ、止まっている発達を促すという観点で行われています。

✎ POINT

✹ これまで、発達障害は脳の障害によるもので、改善は不可能と思われていた

✹ 脳の神経細胞はダメージを受けても回復することがわかってきた（可塑性がある）

「ふれる」ということ

お子さんの顔・体・手・足などを、そっとさわったり、さすったり、抱きしめたり、なでたりしてください。それが感覚刺激（エネルギー）になり、愛情ホルモンのオキシトシンも出てきて、発達やトラウマの改善につながります。簡単なので、すぐ始めましょう。

当初、お子さんがふれられるのを嫌がっても、少しずつ大丈夫になることがほとんどです。

ＡＢＡ療法

ＡＢＡ療法（応用行動分析）とは、「強化」（なんらかの好ましい行動をしたとき、ほめる、嫌なものを取り除くなどのごほうびを与えて、その行動を強化する）、「消去」（問題行動を叱ってやめさせるのではなく、その子にとってのごほうびを与えないことで、その行為をやめさせる）、「弱化」（基本的には行わない方法だが、罰を与えてやめさせる）の３つの原理で、知能や社会性を改善していく療育方法です。これは、すでに知られている方法ですが、なかなか効果が実感できない子もいます。そんなときは、この方法に加え、食事の見直しをすると、とても効果的です。

ブレインバランスプログラム

機能神経学に基づき、発達段階で左右の脳のつながりやバランスがうまく構築されていないための症状を、そのバランスを検査し、働きが弱い側を刺激して発達を促し、文字どおりブレインバランス（脳のバランス）をとっていくのがこのプログラムです。

脳研究者のロバート・メリロ氏は、この30年間に全米150ヵ所で指導や施術を行い、ＡＤＨＤ、自閉症スペクトラムをはじめとする発達障害に効果を上げているとされます。

検査・刺激といっても、難しい方法ではなく、市販されているメリロ氏の著書（『薬に頼らず家庭で治せる発達障害とのつき合い方』など）を参考に、簡単なチェックで左右の脳のバランスを調べたあと、手軽にできる動作を子どもにさせたり、大人が手助けして刺激したりするだけなので、家庭でもじゅうぶん行えます。

特に原始反射という、赤ちゃんのときに、生きるために必要な反射（例えば把握反射、バビンスキー反射、モロー反射、探索反射、脊椎ガラント反射など）が残っている子たちが多く、これらを改善してあげるだけで、発達の妨げが改善されます。具体的には、顔や口まわり、手のひらや足の裏、背中から腸にかけて、さすったり、くすぐったりして、刺激を与えてあげるだけでも、随分変わります。始めは嫌がっても、何度も何度もくり返してあげるのです。

アナット・バニエル・メソッド

米国在住の臨床心理士、アナット・バニエル氏が、脳性マヒなどを含め、発達障害や身体障害などの子どもたちとの30年間の取り組みを通じ編み出した手法。赤ちゃんや子どもたちを、自ら動き、感じ、考える１人の人間として総体的にとらえ、穏やかな動きで脳を目覚めさせる方法です。

例えば赤ちゃんの抱き方、寝ている子どもの起こし方、歩かせ方などを、きわめてソフトなタッチで少しずつ変えながら脳を刺激します。キーワードは「ゆっくり」です。

それにより、自閉症スペクトラム、ＡＤＨＤ、脳性マヒ、いくつかの神経損傷、斜頸(しゃけい)など、子どもたちのさまざまな症状を改善に導いているとされます。

子どもに限らず、大人の痛みの改善やパフォーマンス向上などのためにも活用できるとしています。バニエル氏の著書（『動きが脳を変える―活力と変化を生みだすニューロ・ムーブメント』など）やインターネットで公開されている映像などを参考に、家庭で取り入れることもできます。

ビジョンセラピー

「ビジョン（視覚）」を通じて脳を刺激する方法です。ビジョンといっても、ここでは視力や狭い意味の目の機能だけを指しているわけではありません。ものを目で追う眼球運動、見ている空間を認知する視空間認知（脳での情報処理）、目と脳の機能を融合させて体を動かすことなどを総合して「ビジョン」ととらえます。

目の機能の問題の有無にかかわらず、顔の器官はすべて脳につながっているので、使うことで脳が刺激されるのです。なかでも目は、取り込む情報量も大きく、目を動かすには多くの脳神経を使うため、脳と密接に関係します。そこで、目を通じて脳を刺激しようというのがビジョンセラピーで、発達障害の改善にも有効とされています。

特に発達障害の子どもは、**目の動きや左右の目のバランスが悪いことが多い**ので、その意味でもビジョンセラピーが役立ちます。指導している機関や参考図書も多くありますが、まずは**目（視線）を四方八方に動かしたり、ぐるぐる動かしたりする**だけでも、脳の刺激に役立ちます。遊び感覚で、ぜひお子さんにやらせてみてください。

音楽療法・聴覚訓練

音楽療法の意味は幅広く、例えば、心地よい音楽を聴いて癒されたり、ストレスを解消したりするのも音楽療法の一種です。しかし、ここで発達障害と関連づけて取り上げるものは、脳を刺激することを目的としています。

聴覚も脳への刺激になります。発達障害のある子どもは、耳の筋肉の緊張を緩められず、**人の声が聞き取りにくくなっています。**そのため、安心感を得ることができず、社交や感情の問題が起こりやすいのです。**耳で音楽を聴いたり、場合によっては自分で演奏したり**して、脳を刺激し、発達障害の改善に役立てます。集中力をつけていくためにも有効とされています。この聴覚過敏については、リスニング・プロジェクト・プロトコルという訓練があります（Integrated Listening System 社から、Safe and soundProtocol などが販売されています）。

そのほかトマティスメソッドなど、発達障害の子どものための音楽療法はさまざまな医療機関や療育機関、その他で行われています。興味がある人は調べてみるとよいでしょう。

カラーセラピー・アートセラピー

色彩心理などを学んだ有資格者が、クライアントの描いた絵の内容やカラーリングから心理状態や心身の状態を読み取り、カウンセリングや指導を行っていくのが、カラーセラピーやアートセラピーです。

特に子どもの場合、心身の状況を言葉でうまく説明できない場合も多いので、それを把握し、変化をとらえていくために、カラーセラピーやアートセラピーが役立つ場合があります。次章で紹介するケースのなかにも、こうした手法で子どもの状況と変化を把握し、発達障害の改善に役立てた例があります。

カラーセラピーやアートセラピーは、一部の精神科医療機関やカウンセリング機関などで行われています。ただ、家で**色鉛筆やクレヨンで絵を描いたり、カラフルなものを置いたりして、色彩豊かな生活をする**のは、簡単に取り入れられて効果的です。

トランポリン

すべての運動は脳への刺激になります。その意味で、適度な運動を行うことは、発達障害の改善に役立つので、ぜひ取り入れてください。

安全に楽しく行える運動ならなんでもいいのですが、なかでも発達障害の改善に有効とされているのがトランポリンです。トランポリンで跳びはねる運動は、簡単に見えますが、実は体幹の筋肉とバランス感覚、脳での空間認知やそれを体にフィードバックすることなどが要求され、脳と体を鍛えるのに大きな効果があります。

それでいて、楽しく手軽にできる運動なので、発達障害の改善に役立てる運動として適しています。自宅に置ける小型のトランポリンで、楽しく運動しているうちに、少しずつ心身が安定してくるお子さんも少なくありません。

行うときは、小さいお子さんは**大人と手をつないでジャンプさせる**など、安全面に配慮しましょう。まずは公共施設などで体験してみてはいかがでしょうか。

より高度なトレーニングとして、**縄跳び**もいいでしょう。

その他の運動

ビジョンセラピーの項でもふれましたが、首から上を刺激すると脳の発達が促されます。**顔でいろんな表情（しかめっ面、大きな口を開ける、口角を上げるなど）をつくる**ことや、

「あいうべ体操」（左ページ参照。1日30回くらいやるとよい）などもいいと思います。

また、**腹筋や腕立て伏せ、背筋や片足立ち、とび箱、鉄棒、野球、テニス、剣道**など、なんでも発達を促します。好きなものを取り入れてみてください。

成長が滞った段階からやり直す

これらのメソッドをうまく活用していくと、発達障害を改善し、滞っていた発達を促すのにすぐれた効果を発揮します。ただし、ここで気をつけたいポイントは、**「その子の成長が滞ったところから始める（再開する）」**ということです。

勉強でいうと、小学1年生で何かの事情で授業が受けられなくなり、3年間ブランクがあったとします。当然、4年生の授業はわかりません。そのまま4年生の授業を受けても混乱するばかりでしょう。授業を受けられなくなった1年生から始めれば、普通の1年生以上に理解が早く、すぐに4年生に追いつけるでしょう。

同様に、発達障害も、発達が滞ったところから始めることが大切です。**遠回りに見えるかもしれませんが、そのほうがずっと効率よく発達が進みます。**ハイハイの時期で止まっていたら、ハイハイから始めてください。そうすれば成長が始まります。

あいうべ体操のやり方

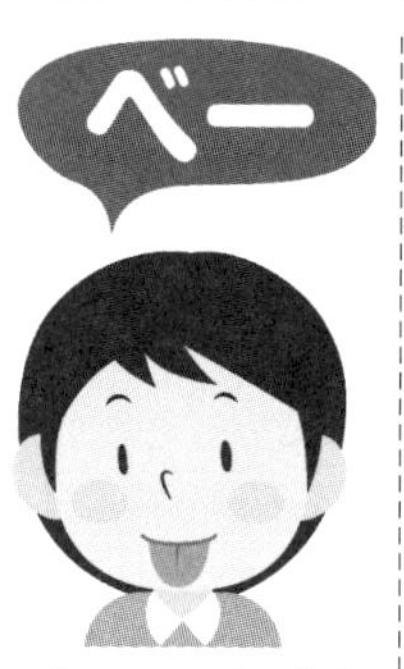

「べー」と舌を突き出して下に伸ばす。

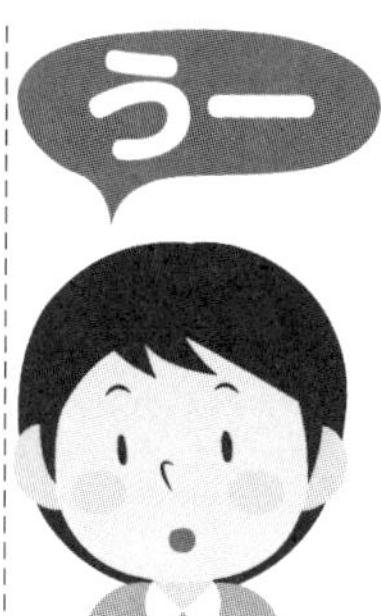

「うー」と口を強く前に突き出す。

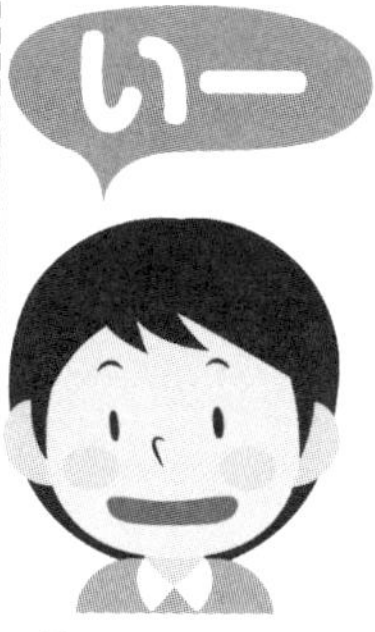

「いー」と口を大きく横に広げる。

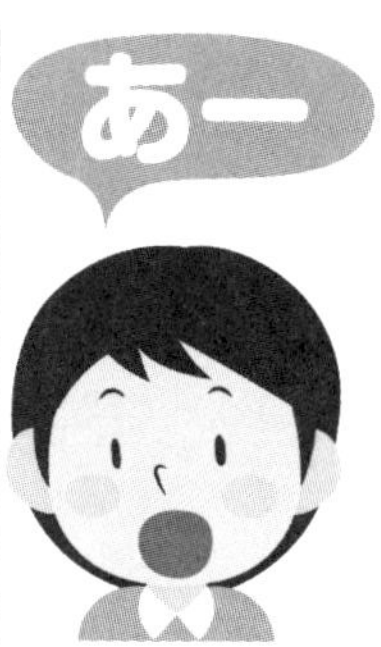

「あー」と口を大きく開く。

参考：『自律神経を整えて病気を治す！口の体操「あいうべ」』（今井一彰著・マキノ出版）

発達障害の子どもには、「いやいや期」といわれる、２歳ごろの反抗期がない子がいます。栄養がじゅうぶん入り始めると反抗期が始まり、扱いにくくなる場合があります。扱いにくくなることから、**発達障害の悪化と思われる**ことがありますが、反抗期は自我が出てきた結果であり、発達が進んでいる証拠です。**悪化どころか大成功**なのです。

ここに挙げたような療法も、決して焦らずにその子のペースでやってあげると、ぐんと効果が上がります。

そして、１つの方法にとらわれすぎないことも大切です。食事や炎症状態の改善を行わなければ、じゅうぶんな効果が得られないことがあります。いくらいい方法であっても、根本から正さなければ、役に立たないこともあるのです。

神経細胞や脳細胞の修復は実際に観察されています。行動面などの結果だけでなく、物理的に画像や映像で実証されているのです。本当に、人間の回復力は想像を超えてすばらしいものです。

✎POINT

☀発達が滞った段階からやり直したほうが、効率よく発達が進む

☀反抗期が始まることがあるが、悪化ではなく前進だととらえる

実行したいこと④精神的な見守り

寄り添うことで改善するケースも

先にお話ししたように、ストレスは発達障害の悪化要因の1つです。ストレスは、簡単に排除できるものではありませんが、親や周囲の大人が、寄り添って見守ることが、緩和

に役立つケースもあります。そばにいてあげられる人間が、**現状にしっかりと向き合い、その子の悲しみや怒り、強い落ち込みなどを共有し、話を聞いたり、いっしょにいたり、抱きしめたりする**ことで、軽減できる部分もあります。

ここまでの内容を読んで、「なんでこの子たちは泣いているのか」「不安があるのか」「好き嫌いがあるのか」「かんしゃくを起こしているのか」がわかれば、**今まで自分がイライラしていた子どもの行動を理解できます。**

また、逆境に向き合うだけでなく、**「逃げてもいい」ことを教え、促す**のもよい方法です。一時的な強いショック（事故や死別や離別など）によるストレスには、時間をかけることも大事です。急がせないで、ゆっくり時間をかけながら、見守っていけたらよいと思います。

大きなショックを受ける出来事があったときには、発達障害のような症状（落ち着きがなくなる、集中力がない、勉強に身が入らない、イライラする、すぐに泣く、不安を強く感じる、かんしゃくを起こす、眠れない、おなかを壊す、頭痛やあちこちの痛みを示すなど）が強まってもあたりまえだという受け止め方も大事です。

くり返しになりますが、発達障害の子たちは、体に炎症や痛みがあることが多く見られます。私は、よく親御さんに、「あなたはインフルエンザで高熱のとき、新しい数学の公式を理解できますか?」と聞きます。当然、「できません」という答えが返ってきます。

今、発達障害の症状が見られる子どもたちは、まさしくその状態なのです。そんな子どもは、「じっと座って勉強しなさい」といわれてもつらいですよね。**原因が除かれ、改善されるまでは、見守ることも大切**なのです。

そういう場合でも、周囲の見守りや励ましで改善することもじゅうぶんあります。症状が強くなったからと、すぐ医療行為に走らずに原因を探ってみましょう。

✎ POINT

- **子どもに寄り添って見守ることで、ストレスが軽減できるケースもある。一時的に強いショックを受けた際も同様**
- **逃げてもいいことを教えるのもよい。すぐに医療行為に走らず原因を探る**

フレキシビリティの重要性

「精神的な見守り」として、もう1つ強調したいのが、「フレキシビリティ(柔軟性)」の重要性です。これは、発達障害の子どもを持つ親御さんや、そばにいる大人の皆さんのフレキシビリティを指しています。

例えば、発達障害があるお子さんのお母さんで、ほかの症状がよくなっているのに、言葉が出ないと嘆いている例がありました。その子は現在、日本で暮らしていますが、両親はタイ出身で、タイ語と日本語と英語を使います。つまり、その子は３ヵ国語が入り交じったなかで生活しています。この環境を考えると、言葉が遅くなっても無理はありません。それでも、親御さんは言葉の後れを気にしていました。

また、一生懸命、子どもの言語療法をやっているのに、うまくいかないと嘆いている親御さんがいました。しかし、よく調べると、その子は中耳炎のくり返しのために、耳が聞こえにくくなっていたのです。うまくいかなかったのは、耳の聞こえの問題によるもので、発達障害の問題ではなかったのです。

このような場合、**親御さんが少し大きく構えて、冷静に原因を探ったり、長めの期間で観察したりすることが大事**です。それによって、お子さんもリラックスでき、かえって症状改善の糸口が見えたりするものです。熱心なのはよいのですが、少し柔軟性を持ってとらえることで、親も子も楽になり、適切な改善策が見つけやすくなる場合もあります。

親子のスキンシップやコミュニケーションが刺激となり、脳神経細胞間の信号のやり取りが行われ、脳細胞の成長が促されることもわかっています。それだけに、たいへんなかにも、ふっと肩の力を抜く時間を作っていただけたらと思います。

また、診断のなかで、個人差についての認識が、とても重要だということにも、ぜひ目を向けてください。**医学的に見た正常範囲は、目安にはなりますが、絶対的なものではありません。特に発達障害は、数字で測れるものではありません。**医学的な枠にとらわれすぎず、「その子のケース」を見ていくことが重要です。親御さんや周囲の大人には、そんなフレキシビリティを大切にしながら、お子さんと接してもらえたらと思います。

✎ POINT

☀親は柔軟性を持ち、少し大きく構えて、冷静に原因を探ったり、長めの期間で観察したりすることが大事

☀発達には個人差があることを認識し、「その子のケース」を見ていくことが重要

パート３　クスリのメカニズムと弊害を知っておく

最初から飲んだり、長く飲んだりしない

本章の最後に、発達障害に使われるクスリについて、作用や副作用などを述べておきましょう。現在、クスリを使っているならもちろんのこと、使っていない場合でも、これらのことを知っておくことは大切です。

現在、発達障害の診断が安易に行われる傾向があることはお話ししました。それを受けて、患者さん（発達障害のお子さんの保護者）も、それほど深く考えずに、子どもにクスリを飲ませている場合があります。

副作用などを考慮して少し迷ったとしても、「断りにくいから飲ませておこう」と考える保護者もいるでしょう。そのように、**簡単に子どもにクスリを、それも脳に作用する向精神薬を飲ませるのは、とても危険なこと**です。

前にも述べたとおり、発達障害のクスリは、**発達障害を治すクスリではありません。**わかりやすくいえば、**いっとき、症状が治まったように見せかけるクスリです。**それでいて、

起こりうる副作用には、重大なものが多数あります。

発達障害のクスリの有効性を調べた研究のうち、「効果あり」としている論文は多数あるものの、実は短期的な調査ばかりです。

数年以上の長期的な効果についてはハッキリしておらず、3年ほど追った論文では、クスリを飲んだ子と飲んでない子で、症状に差はなかったという結果も出ています。また、子どものときから向精神薬を服用して、成人したときの調査はほとんどありません。ですから、長期投与の効果や安全性は、今のところわかっていないのです。しかも、クスリである以上は当然ですが、さまざまな副作用を起こす危険があります。

これらを踏まえると、「絶対にクスリは使うべきではない」とまではいいませんが、少なくとも**最初からクスリを使うのではなく、まずは、食事や生活の改善を試していく**ことが勧められます。もし**クスリを使うとしても、一時的な助けや最小限にとどめて、その間に食事や生活を改善し、長期にわたる服用や多種類・多量投与は避けたい**ものです。

現在、クスリを使っている場合も、並行して食事や生活を改善していくと、症状に変化が出てくるでしょう。そうなってから、医師に相談してみるのもよいでしょう（**勝手にやめることはしないで、医師に相談したうえで減薬・断薬してください**）。

では、具体的なクスリの作用などについて述べていきましょう。

✎ＰＯＩＮＴ
☀発達障害のクスリは、発達障害を治すクスリではないが、重大な副作用が多数ある
☀最初からクスリを使うのではなく、まず食事や生活の改善を試すべき

ＡＤＨＤのクスリは飛躍的に処方数がふえている

発達障害に使われるクスリには、大きく分けて３つの問題があります。

①そもそも、クスリが必要かという問題。食事などを見直すだけで、数週間で改善する例もあります。

②基本的に、現在使われている発達障害のクスリは、「症状をゴマかす、抑える、一時的に改善させる」という作用のものがほとんどだということ。根本的な解決にならないうえ、発達に関与する重要な臓器（脳や内臓）に、かえってダメージを与える可能性があります。

③クスリを使い始めるときに、「副作用、依存性、やめることの大変さ、クスリをやめるときの離脱症状、やめたあとの一過性の悪化やフラッシュバック（クスリによる幻覚などの症状が、やめてしばらくしてからもささいなきっかけで再燃すること）、具体的にどういう薬剤か」などの説明が、ほとんどなされていないこと。

また、クスリをやめたいときにこそ、本来、手厚い身体的・心理的なサポートが必要なのに、ほとんど協力してくれる医師がおらず、断薬が難しいことも大きな問題です。

発達障害に使われる向精神薬で、飛躍的に処方数がふえているのは、ＡＤＨＤに対するクスリです。ＡＤＨＤの精神的な症状は、ドーパミンやノルアドレナリンなど、脳内で使われる神経伝達物質が不足したり、伝達が悪かったりする結果として起こるといわれています。

これは前述したように、代謝のトラブルで起こっているのですが、現代医学ではそのようには理解されません。これらの神経伝達物質の問題ととらえられているため、その量や働きを、なんらかの方法で改善しようという考えで、いくつかのクスリが開発されています。

それぞれのクスリの働き方を理解していただくために、ここで神経細胞の情報の伝わり方を、簡単に説明しておきます。

脳の神経細胞どうしは、絶えず情報をやり取りしています。その場所を「シナプス」といい、神経細胞どうしがわずかなすきま（シナプス間隙）をはさんで存在します。

情報を伝えるには、送る側から、このすきまに神経伝達物質が放出されます。放出された神経伝達物質が、受け手の受容体（じゅようたい）（コンセントのような部分）にはまり込むことで情報が伝わります。

神経伝達物質が放出されるときは、確実に情報を伝えるため、受容体の数より多く放出され、使わなかった分は回収されます。これを「再取り込み」といいます。**発達障害の主要なクスリは、このシナプスの部分になんらかの働きかけをする**ものです。

この基礎知識を持ったうえで、発達障害のクスリの種類と作用を見てみましょう。

✎ POINT

- **発達障害のクスリの問題点は大きく3つ。①そもそもクスリが必要か、②根本的な解決にならない、③副作用、依存性、断薬の大変さなどが説明されていない**
- **主要なクスリは、シナプスの部分になんらかの働きかけをしている**

神経伝達物質の枯渇を促す危険性もある

これまで、主に保険適用のあるクスリとして使われてきたＡＤＨＤのクスリが、以下の３剤です（カッコ内はクスリの代表的な商品名です）。

◎メチルフェニデート（コンサータ）
⬇ドーパミンとノルアドレナリンが一時的にふえたように見える

このクスリは、ドーパミンとノルアドレナリンの再取り込みを阻害します。これらの神経伝達物質が、シナプスのすきまに放出されたあと、再取り込みされるのを阻害します。再取り込みを阻害すると、シナプスのすきまに、一時的にドーパミンやノルアドレナリンがふえます。それによって、症状の改善を図ろうとするものです。

しかし、神経伝達物質は、一時的にふえたように見えるだけで、実際の量がふえているわけではありません。いわば、**ふえたように見せかけているだけ**です。

このクスリの副作用としては、以下のようなものがあります。

剥脱性皮膚炎、悪性症候群（主に精神神経用薬の服薬中に起こる意識障害などの重い副作用）、脳血管障害、狭心症、発疹、頭痛・頭重、注意集中困難、不眠、眠気、口渇、食欲不振、胃部不快感、便秘、心悸亢進、不整脈、排尿障害、性欲減退、発汗、筋緊張、肝機能障害、関節痛など

◎アトモキセチン（ストラテラ）
⬇ノルアドレナリンが一時的にふえたような状態にする

ノルアドレナリンの再取り込みを阻害するクスリです。メチルフェニデートと同じしくみで、シナプスのすきまにある**ノルアドレナリンが、一時的にふえたような状態**にします。

近年、このクスリの使用量が、急激に増加しました。

このクスリの副作用としては、以下のようなものがあります。

肝障害、黄疸、肝不全、アナフィラキシー（急激に起こる重く危険なアレルギー症状）、食欲減退、腹痛、悪心・嘔吐、便秘、下痢、頭痛、傾眠、浮動性めまい、易刺激性（興奮・衝動・怒りっぽいなど）、不眠症、掻痒症（かゆみ）、動悸、頻脈、多汗症、排尿困難、体重減少、無力症など

◎インチュニブ（グアンファシン）

➡神経伝達物質を受け取る側のシナプスを刺激する

先に挙げた2つとは異なり、神経伝達物質を受け取る側のシナプスを刺激し、その働きを調節することで、神経伝達物質の働きを高めようとするクスリです。しかし、これも神経伝達物質そのものをふやすわけではありません。

このクスリの副作用としては、以下のようなものがあります。

低血圧、徐脈、失神、房室ブロック（危険な不整脈の一種）、過敏症、発疹、掻痒、起立性低血圧、血圧上昇、頻脈、洞性不整脈、蒼白、高血圧性脳症、傾眠、頭痛、不眠、

めまい、易刺激性、悪夢、感情不安定、激越（感情が高ぶり荒々しい状態）、鎮静、無力症、不安、うつ病、嗜眠（半ば眠ったような状態）、けいれん、過眠症、腹痛、食欲減退、悪心、便秘、下痢、口渇、嘔吐、腹部不快感、消化不良、倦怠感、遺尿、体重増加、頻尿、ＡＬＴ（ＧＰＴ＝肝機能の検査値）上昇、ぜんそく、胸痛、脱水、勃起不全など

以上の３つに加えて、最近、追加認証されたのが次のクスリです。

◎リスデキサンフェタミンメシル酸塩（ビバンセ）
➡覚せい剤の成分と同じような作用がある

ドーパミンとノルアドレナリンの再取り込みを阻害するのに加えて、この２つの神経伝達物質の分泌促進作用もあるとされるクスリです。この働きは、中枢刺激剤ともいわれ、わかりやすくいうと「覚せい剤」の成分と同じような作用です。

「分泌促進作用」といっても、第1章でお話ししたメチレーション回路の材料を供給したり、その回り方を促進したりしているわけではないので、根本的な作用とはいえません。

ですから、むしろ神経伝達物質の枯渇につながる恐れが大きくなります。
このクスリの副作用としては、以下のようなものがあります。

高度な低血圧、徐脈、失神、房室ブロック、過敏症、発疹、掻痒、起立性低血圧、血圧上昇、頻脈、洞性不整脈、蒼白、高血圧性脳症、傾眠、頭痛、不眠、めまい、易刺激性、悪夢、感情不安定、激越、鎮静、無力症、不安、うつ病、嗜眠、けいれん、過眠症、腹痛、食欲減退、悪心、便秘、下痢、口渇、嘔吐、腹部不快感、消化不良、倦怠感、遺尿、体重増加、頻尿、ALT（GPT）上昇、ぜんそく、胸痛、脱水、勃起不全 など。

これらの薬剤は、いずれも適応年齢が**6歳以上**とされています。しかし、厚生労働省が行ったレセプト（医療報酬明細書）の調査からは、**0歳から4歳**の間でも多く処方されていることがわかっています。例えば、ストラテラの場合、2017年に約7千錠だった処方薬剤数が、2018年には12万錠となっています。
しかし、2019年を境に売上げは下がっています。理由は、特許が切れたためです。つまり後発品（いわゆるジェネリック医薬品）が作られるため、このクスリを開発した企業は利益が減ります。そのため、販促に力を入れてもあまりメリットがありません。今は、ビバンセの売上げ減を埋め合わせるかのように、次に開発されたインチュニブの処方がふえています。このように、「企業が売りたいクスリ」が注目されるように宣伝されて、それに伴い売上げ、つまり処方数は変動していきます。

「いかに発達障害がふえているか」とともに、「いかに脳に作用する危険なクスリが、幼少期から非常に安易に処方されているか」がわかります。

現在、多く処方されているのは以上の４薬ですが、以下のクスリも処方されることがあります。ＡＤＨＤに限らず、自閉症スペクトラムや、そのほかの発達障害でも用いられることがあるクスリです。

◎リスペリドン（リスパダール）

⬇ドーパミンとセロトニンの働きをブロックするが問題も多い

リスペリドンは、小児の自閉症スペクトラムの易刺激性（興奮・衝動・怒りっぽいなど）を抑えるために処方されることがあります。本来は、統合失調症の幻覚や妄想を抑えるために出たクスリで、ドーパミンとセロトニンの働きをブロックします。

ドーパミンが過剰なときに起こる易刺激性を、その作用を抑えることで改善しようというものです。同時に、自閉や無感情などの症状をセロトニンの抑制で改善しつつ、ドーパミンを抑制しすぎないようにするクスリだと説明されています。

しかし、**易刺激性のすべてが、ドーパミンの過剰作用によるわけではありませんし、自然な調整ではないため、バランスよく改善されるとは限りません。**

そして、これらのクスリは脳に届くように作られている脂溶性の成分なので、脂肪組織にたまっていきます。そのため、**やめるときの離脱症状も多くなります。**

また、ドーパミンは脳の統合能力や発語にはとても大事です。これらが阻害されることによる副作用もあります。セロトニンを抑えることにより、不安や不眠、イライラが悪化する可能性もあるのです。

このクスリの副作用としては、以下のようなものがあります。

悪性症候群、遅発性ジスキネジア、マヒ性イレウス、抗利尿ホルモン不適合分泌症候群、肝機能障害、黄疸、横紋筋融解症（おうもんきんゆうかいしょう）（筋肉の細胞が壊れて痛みやマヒなどが起こる病気）、不整脈、脳血管障害、高血糖、糖尿病アシドーシス、低血糖、無顆粒球症、白血球減少、肺塞栓症、深部静脈血栓症など。

そのほか、

感染症（気管支炎や中耳炎を起こしやすいなど）、貧血や血小板減少症、アナフィラキシー反応、高プロラクチン血症（月経がある場合、無月経になることがある）、食欲不振や多飲、不眠、不安、抑えるはずがかえって妄想や幻覚を起こす、うつ症状、自殺したくなる、錯乱状態になる、感情鈍麻、アカシジア、振戦（リズミカルなふるえ）、傾眠、構音障害、ふらつき、頭痛、めまい、立ちくらみ、運動低下、パーキンソンのような症状、けいれん、無動、注意力障害、しびれ、よだれ、仮面様顔貌、意識レベル低下、会話障害、味覚障害、協調運動異常、過眠症、失神、目の調節障害、眼瞼けいれん、視力低下、霧視、目の充血・感染・乾燥・涙増加・まぶしいのが苦手、耳痛、耳鳴り、脈が速くなる、起立性低血圧、鼻閉、呼吸困難、咳嗽、鼻漏、副鼻腔うっ血、睡眠時無呼吸、過換気、便秘、よだれ過多、悪心、嘔吐、嚥下障害、口の乾燥、腹部膨満、消化不良、便失禁、多汗症、脱毛症、筋固縮、筋肉痛、斜頸、関節拘縮、背部痛、四肢痛、姿勢異常、月経障害、無月経、乳汁漏出、不規則月経、易刺激性、倦怠感、無力感、疲労、歩行障

害、発熱、気分不良、顔面浮腫（ふしゅ）、末梢性浮腫、インフルエンザ様症状、低血圧なども

◎アリピプラゾール（エビリファイ）

⬇ドーパミンを調整する夢のようなクスリと喧伝されるが、副作用は多い

アリピプラゾールは、小児期の自閉症スペクトラム症に伴う易刺激性に対して、保険が適用されているクスリです。２００６年に発売された第2世代の抗精神病薬（統合失調症に対するクスリ）で、「ドーパミンの量を適切に調節してくれる」クスリとされています。本当に適切かどうかは別として、部分的に作動させる（完全なブロックや刺激でなく一部作動させる）ため、売り文句としては、ドーパミンが過剰な場合は働きを抑え、不足している場合は補ってくれ、副作用も第1世代に比べて少ないという夢のように聞こえるクスリです。

発達障害の子どもには、衝動をコントロールし、気持ちを落ち着ける効果を求めて処方します。自分の世界に閉じこもるタイプには低用量、多動で落ち着きのない子には高用量を処方していきます。

しかし当然のことですが、**ドーパミンの受容体以外への作用もあります。実際、ほかの神経伝達物質や、交感神経や粘液の分泌にかかわる物質の受容体に影響します。**

第1世代に比べて、粘液の分泌低下や便秘といった副作用はやや少ないものの、リスペリドンと同様の原理により、多くの副作用が見られます。

ソワソワ、イライラしてじっとしていられない「アカシジア」などは起こりやすい副作用とされます。ほかに、**体重増加、振戦、傾眠、不眠、便秘**がよく見られます。**うつになったり、不安感を訴えたり、体重がふえたり、ぼんやりして無表情になったり**することもあります。また、**やる気が出ない、指示が入りにくい**などの症状も見られます。

述べたものも含めて副作用をまとめると、以下のようになります。

アカシジア、不安、焦燥感、眠気、倦怠感、体重増加、糖尿病、低血糖、口渇、多尿、肝障害、腎機能障害、悪性症候群、マヒ性イレウス、遅発性ジスキネジア、アナフィラキシー、けいれん、無顆粒球症、不整脈、嘔気、下痢、腹痛、焦燥、不眠、自律神経症状、横紋筋融解症、食欲低下、筋強剛、体重減少、糖尿病性ケトアシドーシスなど。

発達障害に使われるそのほかの抗精神病薬

ほかにも、発達障害に使われる抗精神病薬として、以下のようなものがあります。

●抗精神病薬（ハロペリドール、クロールプロマジン、ピモジド）

定型抗精神病薬といわれるクスリで、多動・衝動性や反抗挑戦性障害（怒りっぽい、癇癪、イライラなど）、チック、こだわり行動などに使用されます。

●非定型抗精神病薬（オランザピン）

先ほど述べたリスペリドンやアリピプラゾールもこの一種です。自閉症スペクトラム、攻撃性、興奮、自傷およびチックに使用されます。ただし、保険適応外使用になります。

●SSRI（フルボキサミン、パロキセチン）／SNRI（ミルナシプラン）／三環系抗うつ薬（イミプラミン、クロミプラミン）

いずれも広く使われている抗うつ薬で、こだわり行動、うつ、不安障害などに使用されます。最近は、三環系抗うつ薬は、副作用の面から使用が少なくなっています。

●抗不安薬、ベンゾジアゼピン系薬剤（ジアゼパム、クロキサゾラム、ロラゼパム、クロナゼパム）

不安、心身症、抑うつ、睡眠障害、緊張、ＰＴＳＤ（心的外傷後ストレス障害）などに使用されます。脳を無理やりリラックスさせる作用があり、特に離脱症状が強いクスリです。通常、クスリを毎日服用していると、薬剤成分がある程度は毎日排泄されますが、これらは脂溶性なので、体内の脂肪組織に入り込み、日々蓄積していきます。

前ページの3項目にも多くの副作用がありますが、ページ数の関係で、特にやめるのが大変なベンゾジアゼピン系薬剤について記載していきます。

ベンゾジアゼピン系薬剤は、ある一定期間、継続的に使用した場合、やめられなくなる「依存」が生じるため、服用を中止すると、さまざまな禁断症状（離脱症状）が起こります。その場合は、じっくりと時間をかけて回復させなければなりません。

ベンゾジアゼピン系薬剤の副作用、離脱症状は、１６５ページをご覧ください。

ここに挙げた副作用を見ると、できる限り使わないで対処できるなら、そのほうがよいことがおわかりいただけると思います。少なくとも、最初の受診や簡単な問診だけで服薬を始めるのは避けたいものです。クスリを出されそうになったら、医師に「まずは食事や生活を改善して様子を見たいのですが……」などと、相談してみましょう。

症状や状況によって、もしクスリを使うことになった場合は、副作用と思われる症状が出ていないか、気を配りましょう。子どもにとって、体の不調を正確に伝えるのは難しいものです。まして発達障害を持つ子どもならなおさらです。気になることがあったら、早めに主治医に相談しましょう。

そして、あくまでも**クスリは一時的なサポートととらえ、それに頼りきるのではなく、発達障害をよくするための食事をとり入れたり、生活の改善を進めたり**しましょう。

✎POINT

★ベンゾジアゼピン系薬剤は、特にやめるのが難しい

★安易にクスリを飲み始めないようにする。出されそうになったら、医師に「食事や生活を改善して様子を見たい」と相談しよう

ベンゾジアゼピン系薬剤の副作用

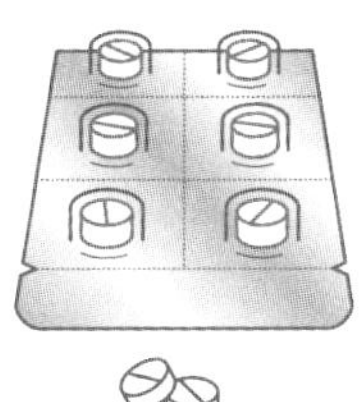

継続的な眠気、筋肉の緊張が緩むため転倒しやすい、クスリの服用後に服用の事実を覚えていない、せん妄（意識障害があって暴れ出す、妄想、幻覚など）、感情のコントロールがきかなくなって興奮する、発作的な激怒、暴力行為、怒りっぽくなる、論争好きになるなど。

ベンゾジアゼピン系薬剤の離脱症状

精神症状＝易刺激性、易興奮性（イライラ・落ち着かない）、激怒、攻撃性、不安と緊張、閉所恐怖、高所恐怖、高速恐怖、パニック発作、強迫観念（ぐるぐる思考、一度聴いた音楽が延々とくり返されるなど）、妄想的思考（疑り深くなる）、多くの知覚変化、離人感、非現実感、幻覚、抑うつ、記憶力、集中力低下（認知の低下）、混乱した気持ちなど。

身体症状＝深刻な睡眠障害、悪夢、手のふるえ、発汗、吐き気、むかつき、下痢、腹痛、腹部膨満感、体重減少（食べても太らない）、動悸、ヒステリー球（のどの異常感）、過呼吸、頭痛、筋肉の痛みと凝り、筋肉の減少、筋肉がぴくぴくする（筋攣縮（れんしゅく））、ミオクローヌス（筋の一部、あるいは全体の突発的な不随意運動）、チック、電気ショック様感覚、ピリピリする感覚、しびれ、感覚の変容（四肢、顔、胴体）、脱力、疲労感、インフルエンザ様症状、ふるえ、めまい、もうろう感、バランス失調霧視、複視、眼痛、ドライアイ、眼瞼けいれん、耳鳴り、あらゆる刺激に対する過敏性（光、音、触覚、味覚、臭覚）、食欲不振、口喝、金属様味覚、臭覚異常、排尿障害、月経障害、皮膚発疹、かゆみ、ひきつけ、けいれん発作など。

第3章　クスリに頼らず発達障害がよくなった例

発達障害の症状が食事を変えたらよくなった

本章では、「食育心理研究所」代表で、食学ミネラルアドバイザーの国光美佳（くにみつみか）さんが経験された、発達障害の子どもの改善例を紹介し、そこに私（内山）がコメントを述べていきたいと思います。

国光さんとの出会いは、食に関する講演を依頼されたことからでした。私はこれまで、食に関する本を何冊か上梓していますが、その書籍をグループのテキストに使ってくださっているとのことでした。

私は、日々の診療のなかで、食事をとても重要視しています。もちろん食にとらわれすぎるのはよくありませんが、食は自分の意思で変えられるという利点があります。

そして、症状が大きく変わるきっかけとしては、大きな要素です。

発達障害の子どもたちにとっては、特に食の改善が大きな意味をもちます。

国光さんは、発達障害の子どもたちの食の改善に熱心に取り組み、お母さんがたに対しても相談にのったり、励ましたりとサポートしながら、多くのお子さんの症状を改善に導いていらっしゃいます。

当院の患者さんでも、食事だけでよくなった発達障害のお子さんは多数います。しかし、本書では、医学的な検査やサプリなどは用いずに、純粋な食への取り組みをきっかけに、発達障害の症状を改善した国光さんの事例を紹介したいと考えました。そのほうが、本書を読んで食事改善に取り組んでみようとする、読者の皆さんにとって、より参考になるだろうと思ったからです。

いうまでもなく、発達障害の状況や背景は人によってさまざまで、食事による改善のされ方にも個人差があります。しかし、具体的な事例は大いに参考になるでしょう。事例を通じて、「発達障害には、クスリを使う前にできることがたくさんある」と実感していただけたらと思います。

（内山）

クスリを飲ませる前にぜひ食の取り組みを

私（国光）は、もともと幼児教育にかかわっており、結婚後に食の学びを進めるうちに、ＮＰＯ法人・食品と暮らしの安全基金との調査を通じて、食と発達障害との深い関係を知りました。発達障害と診断される子どもたちが日常的に抱えている症状には、食をきっかけとして改善に向かうものが、多数あることを目の当たりにしたのです。

「保育現場にいるときに、食が子どもたちの心身に与える影響を知っていたら、あの子やこの子、悩んでいたお母さんの力になれただろうに……」

そんな後悔の念とともに、いてもたってもいられなくなって、現在の活動をスタートしました。

食の取り組みは、代謝に欠かせない酵素の補因子として重要であるにもかかわらず、現代食に大幅に不足しているミネラルを、食卓に加えていくことを出発点にしました。同時に、「食品添加物を避け、市販の加工食品・菓子類を控えること」「新鮮な野菜をとること」などにも、個々の状況に応じて取り組みました。

具体的な方法としては、**食事内容と子どもの様子を記録用紙に記入**していただくことから始まり、お母さんがたとじっくり話し、親子のかかわりの面や言葉がけなども提案してきました。子どもたち一人ひとり、そしてお母さんがたと試行錯誤を重ねながら、家庭で取り組めることを見出してきました。

そんななかで、内山葉子先生のご講演を聴かせていただき、衝撃が走ったのです。医師である内山先生が、食事の大切さをお話ししてくださることは、これまでの取り組みと、これからの活動にとって、大きな勇気となりました。

内山先生と出会ったのは、発達障害の診断に伴って、向精神薬を服用している子どもたちとのかかわりがふえてきた時期とも重なっていました。

「幼稚園のときから処方されていました」

「小学生の間、毎日飲み続けるようにいわれました」

そんな子どもたちも、食の取り組みを通じて、確実に症状が軽減されていき、減薬や断薬が可能になります。その姿を見るにつけ、強く思います。「副作用が懸念される向精神薬を飲ませる前に、まず食の取り組みをしていただきたい」と。

これまで出会ってきた子どもたちの姿を紹介させていただきます。

私は、学んできた児童心理や色彩心理の観点も取り入れ、食と心の両方からのアプローチを行っています。お母さんとのスキンシップを同時に行うことも効果的でした。また、子どもたちの描く絵には、本人も気づかない無意識の心と体の状態が現れます。子どもたちに自由に描いてもらった絵も、心身の変化を知る手がかりになりました。その絵もあわせて紹介したいと思います。

（国光）

発達障害と食の取り組み❶

だしを加えることから始めて食の幅を拡げたら感覚の過敏さがなくなり心身ともに著しく成長

◎健ちゃん　（広汎性発達障害・小学2年生・男児）

食の取り組み開始当時：8歳（小学2年生）／診断名：広汎性発達障害（2歳半のときに診断）／服薬したクスリ：幼稚園年長よりリスペリドン（リスパダール）／既往歴：鼠径ヘルニア手術（5歳ごろ）／基礎疾患：なし

こだわりや不安感が強く向精神薬を開始

健ちゃんは言葉の遅れが見られ、2歳半のときに広汎性発達障害と診断されました。診断後、母子通園の療育施設に通い、言葉は出始めましたが、幼稚園の集団行動になじめず、触覚過敏や偏食、こだわり、お母さんと離れることへの不安感が強く見られました。味覚も過敏で、昼食時間に座っていることができなかったため、クッキータイプの栄養補助食品を、毎日2本持参させていました。こうした状況が続いたため、年長組の8月から、向精神薬のリスペリドン（リスパダール、１日１回）が処方されるようになりました。

小学校入学前に受けた発達検査（ＷＩＳＣ（ウィスク）検査。総合的な能力を示す全ＩＱの平均値は90～１０９。言語理解、知覚推理など能力別の数値も出る）の数値は69でした。

基本的には70を切ると支援学級が勧められますが、70～79は境界なので、話し合って普通級となったそうです。

小学校に上がっても、食べられるものが限られており、給食が食べられないので、お弁当を持参していました。おにぎり、フライドポテト、から揚げ、プチトマト、卵焼き、ハンバーグなどです。

学習面では、１年生のころはついていけましたが、２年生になると、黒板の文字をノートに書き写すペースについていけなくなりました。授業中の立ち歩きが目立ち始め、何も書かないノートを家に持ち帰ることが続いたのです。

小学校2年生の時点で夜尿が続いており、不安感が強く、外出先でお母さんの姿が見えないと泣いたり、触覚の過敏さから、公園などで地面の草が足に当たると嫌がって泣き出したりしていました。

２年生の1学期に、主治医から「このまま普通学級で過ごすのは難しいでしょう。夏休み明けに再び発達検査を行い、その数値によっては支援学級へ移ることを考えてください」といわれました。

当時、健ちゃんが通っていた学校には、支援学級がなかったため、支援学級に移るとなれば転校させなければなりません。そんなとき、拙著『食べなきゃ、危険！』を読んでくださり、食の取り組みを始めることになったのです。

発育検査の数値が大幅に改善して絵も伸びやかに

小学校2年生の夏休み直前から、食の取り組みを始めました。偏食がひどかったので、最初は食事に少しずつ煮干しやアゴ（トビウオ）、コンブなどの天然だしを入れたり、混ぜたりすることから始めました。給食のときに持参する弁当にも、煮干しやコンブなどのだしを入れたり、ふりかけにしたりして、ミネラルが摂取できるように工夫を重ねました。

少しずつの取り組みでしたが、確実に変化が見られ、1ヵ月後には夜尿が治まりました。また、それまで1段1段しか下りることができなかった階段を、駆け下りることができるようになりました。

２ヵ月後の９月中旬、発達検査が行われました。すると、入学前に69だった数値が84となり、普通学級でやっていけるレベルという検査結果が出ました。黒板の字をノートに書き写すことも、しだいにできるようになったのです。

この間、健ちゃんは絵の表現が変わっていきました（２６４ページ参照）。

表現１は、学校で戸惑うことがふえてきたころに描いた、線路の絵です。×印がたくさんついています。絵の裏側には解説が書かれており、「行き止まりです、行き止まりです」の文字。この時期の感覚過敏や不安感を反映しているかのようです。

表現２は、食の取り組みを開始して２ヵ月、普通学級に残ることが決まり、しだいに感覚過敏が緩和されていったころです。同じ線路の絵ですが、緑・青・黒の絵の具で、上に伸びる草と電車、線路が、力強く伸びやかに描かれています。黒板の文字をノートに書き写せるようになったころでもあり、心身の安定が感じられます。

食の幅が拡がって目の機能も改善した

お母さんはその後も、煮干しやコンブの天然だし、アゴ（トビウオ）の粉末を食材に入れたり、ナッツ、純ココア、海苔（のり）などのミネラル豊富な食材を取り入れたりしました。根菜類や豆類など、健ちゃんが苦手な食材も、細かく刻んで料理に入れることなどを心がけていったところ、健ちゃんの偏食にも少しずつ変化が出てきて、幅広い食材をとれるようになってきました。好まなかった米飯もよく食べるようになり、食欲も出てきたのです。

もともと食生活のバランスは気にかけていたというお母さんですが、健ちゃんの偏食が改善するにつれて食の幅が拡がり、ゴマ、きな粉、納豆、みそ汁、オリーブ油なども取り入れていきました。

3年生になると、体力と免疫力が向上し、初めて学校で「元気賞」をもらいました。身長もぐんと伸び、学校にティッシュの箱を持っていくほどだった鼻炎の症状も完全に治まったそうです。

そうした状況をお母さんが主治医に報告すると、「こんなに早くよくなるケースは珍しいですよ。お母さんの対応がいいのですね」「ここまでの状態になれたら、バンバンザイ！なかなかないことですよ」とほめてくださったそうです。

目の機能にもうれしい変化が見られました。健ちゃんは、3歳児検診のとき、左目に強い遠視のための弱視、右目に軽い遠視があることがわかり、「左目がほとんど見えていない」といわれていました。そのため、よく物にぶつかり、ボールを受け取ることも難しかったのです。左右の視力差が大きいので、視力のある右目だけで見ようとして斜視になっており、年に3回の精密検査を受けていました。

3年生になると、眼科医に「斜視がよくなっています」といわれ、3学期には「目の機能が完璧になっています」と診断されて、精密検査は年1回のみとなりました。

同時に便秘も改善。これまで4日に1回ぐらいだった排便が、1日おきから毎日になりました。寝起きもよくなり、身体面のよい変化が次々に出てきたのです。

ついに断薬に成功!

4年生になって、服用していた向精神薬の処方量も、当初の量から3分の2、3分の1へと徐々にへっていきました。3学期には、ほぼゼロになり、主治医からは、「落ち着いているので診察の間隔を空けても大丈夫」といわれたのです。

5年生になって最初の漢字テストで初めての100点を取り、さらに学校生活でも自信が持てるようになりました。

5月の運動会では、難しい組体操もこなしました。

お母さん自身も、健ちゃんの食の取り組みをきっかけに、さまざまな本を読んで気づいたことがありました。自分自身も子ども時代からパンやパスタが好きでよく食べていたこと、健ちゃんの食の取り組みを始めるまでは、家庭で使うだしも、化学調味料を使っていたことを思い起こしたのです。

ミネラル補給と並行して、しだいにパンや牛乳を避けていくうち、お母さんの花粉症の症状も軽減していきました。妊娠中には貧血ぎみで鉄剤を服用していたそうですが、以前に比べるとお母さんの心身の疲労も軽くなっていったのです。

健ちゃんは、普通学級に在籍し続け、2024年現在、大学に通い、さまざまなことに挑戦しています。お母さんは、「普通学級に在籍し一般入試も経験していく中で、勉強や課題についていくために家庭学習にも力を入れてきましたが、食の取り組みを続けなかったら、今のこの姿はありえませんでした」と振り返ります。「家庭で取り組めることがあることを、たくさんのかたに知ってほしいと思います」と語っています。

健ちゃんについて
～内山葉子医師のコメント

味覚障害、偏食による悪循環、母親の栄養障害は、子どもの発達に大きく影響します。もちろん遺伝子や精子の質など、父親の影響もありますが、母親は胎内環境の担い手ですから、妊娠中の栄養状態はたいへん重要です。

健ちゃんの場合も、お母さんがあとから思い出したように、鉄剤の服用、つまり妊娠中鉄欠乏性貧血があったこと、また食生活が悪かったことからわかるように、胎生期からの代謝トラブルによる、発達・神経伝達物質のアンバランスがあったことがわかります。こういうことに思い当たる場合は、よりいっそう、生まれてからのお子さんの食生活に気を配っていただきたいものです。

その点、健ちゃんのケースでは、無理なく食事改善の取り組みができていて、すばらしいと思いました。

好き嫌いが多くなる基盤には、味覚障害のあることが考えられます。味覚障害は、ミネラル不足や脳の炎症、発達の未熟による過敏などから起こります。

それらを悪化させるのが加工食品（グルタミン酸ナトリウム、保存料などの添加物）のとりすぎやビタミン・ミネラル不足、小麦製品の過剰摂取などです。小麦や砂糖類には中毒性があり、際限なく求めてしまいます。こうした食生活では、質のよい油脂がとれないことも問題です。

それと、「クッキータイプの栄養補助食品」はお勧めできません。この種の食品の成分は、小麦、マーガリン、砂糖、チーズ、卵、アーモンド、スターチ、牛乳、大豆たんぱく、グルテン、塩、カゼイン、香料などです。ざっと見ればわかるとおり、とってほしくないもののオンパレードです。これを「健康によい」「栄養補給」と思わせる商売や名称に問題があるのですが、惑わされて子どもに与えないようにしましょう。

健ちゃんは、階段を下りるのが苦手など、視力や空間認識の問題があったようです。しかし、ミネラル豊富な食材など、本当の意味での栄養補給に努めることで、これらの発達が促され、運動する範囲や程度が改善され、さらに脳への刺激となって発達を促すことができたのでしょう。

ちなみに、発達検査（知能検査）の数値は、集中力やテストに取り組む姿勢も絡むので、そもそも正確な指標といえない部分があります。数値が低くてもあきらめないようにしましょう。

だしをとる、汁ものにする、食材を細かく刻むなどの工夫はとても大切です。栄養というと成分だけに気をとられがちですが、いかに消化できるかが大切だからです。

汁ものやだしにはミネラルやビタミンが溶け出しており、アミノ酸なども吸収しやすい形で含まれます。よくかめない子には細かく刻んだり、ミンチにしたりして食べやすくすれば、同時に吸収しやすくなるという利点が得られます。炎症を起こすものが除去され、根菜もとれたりするので、腸内環境が改善し、それが発達に大きくつながった要因ですね。

「1年後の身長がぐんと伸びる」というのは、栄養療法の効果が出ている証拠です。

成長期の子どもがしっかり栄養素を吸収できるようになると、勢いを感じる身長の伸びや体重の増加が見られ、会えば思わず「大きくなったね」と口にする状態になります。

栄養状態の改善により、鼻炎やぜんそくなどが治まる例もよく見られます。免疫力が整った結果ですが、その基盤である腸の状態が改善し、炎症性物質が体に入りにくくなってきた証拠と考えることができます。

健ちゃんも主治医の先生に恵まれていましたね。先生がほめてくれることはとても励ましになるでしょう。

クスリによる子どもの変化に恐怖を感じて家族で食の改善に取り組みＡＤＨＤの症状を克服した

◎誠くん　（ＡＤＨＤ：注意欠陥・多動性障害・小学2年生・男児）
食の取り組み開始当時：8歳（小学2年生）／診断名：ＡＤＨＤ：注意欠陥・多動性障害（保育園年中組・5歳）／服薬したクスリ：メチルフェニデート（コンサータ）／既往歴：なし（土間で転んでケガ）／基礎疾患：なし

「このクスリは続けて飲ませられない」と感じた

保育園の年中組のころは、感情のままに動き、よく行方不明になっていたという誠くん。保育園の先生から「集団生活に適応しにくいところがある」といわれ、病院へ行くとＡＤＨＤ（注意欠如・多動性障害）と診断されました。

初診で主治医から、「小学校に上がるまでに、クスリを飲めるようにしておきましょう」と勧められ、年長組のときに向精神薬のメチルフェニデート（コンサータ）を処方されました。

ところが誠くんは、錠剤を飲み込むことに抵抗があり、なかなか服用できずに、口に入れてもすぐ出してしまうことをくり返しました。そのなかで、たまたまクスリを飲み込めた日、お母さんは、誠くんの変わりように驚きます。

「まるで人が変わるスイッチが入ったかのように、元気がなくなり、静かにシクシク泣いて縮こまっているのです。うちの子じゃないみたいで、恐怖感に襲われました。『これは続けて飲ませるわけにはいかない』と思ったのです」

すぐ主治医に相談し、服用をやめたいと伝えたところ、主治医からは「クスリが飲めないなら、病院に来てもできることはありません」との返事。お母さんは、医療から見放されたような心細い気持ちになったといいます。

心配な状況が続くなか、誠くんは小学校へ上がって普通学級に在籍し、週に一度だけ通級教室（特別支援学級）に通うようになりました。

普通学級に在籍していたものの、静止していられず、順番を待てなかったり、屋外活動で集団から飛び出したりすることも多い状況でした。

小学2年生のとき、通級教室の先生からの提案で、お母さんが私に連絡をくださり、食の取り組みを始めることになりました。

当時の誠くんの食生活は加工食品が多く、お母さんも「結婚してから、ジャンクフードを家族みんなで好むようになった」と語っていました。

そこで第一歩として、「主食に雑穀、分つき米を混ぜること」「煮干しやアゴ（トビウオ）、コンブなどの粉末や、これらを低温で煮出しただし汁を、食事にかけたり混ぜたりすること」「良質のオリーブ油を少しずつ混ぜること」などを始めました。

お母さんは、「食の取り組みは家族全員でやる」と決め、当初、協力的でなかった誠くんのお父さんにも丁寧に説明し、これまで日常的に食べていたスナック菓子やインスタント食品をなるべく食べないようにしていきました。

お母さんは、これを機に家族の食生活全般を見直したいと思ったそうです。誠くんの食の取り組みは、家族の食の歴史に新しい流れを吹き込みました。

集中力が出て落ち着き、見違えるようにしっかり

開始から1週間、兄弟げんか（誠くんにはお兄さんがいます）の際に、誠くんのほうが

譲る場面が見られ始めました。買い物に連れていくと、あちこち動き回ってたいへんだったのが、ゲームコーナーでも気を散らさず、スムーズにお母さんの後をついてくるようになったそうです。

学校で急に教室を飛び出すことも多かったのですが、２学期になると、動き出す前に先生に許可を得るようになり、先生から「落ち着いてきましたね」といわれました。また、いつも目の前のことで１００％になり、話しかけられても答えがおざなりだったのですが、聞かれたことに順序立てて答えられるようになってきました。

小学校入学前に受けた発達検査（ＷＩＳＣ(ウィスク)検査）では、「言語理解」が74という数値でした。２年生の３学期（３月）に再度受けた結果、１０１へと上がり、２年間の誠くんの成長ぶりがあらためて示されました。

３年生になって初めての家庭訪問では、普通学級の担任の先生に「今、特に問題になることはありません」といわれました。

家でも、宿題に集中できる時間がぐんと伸びました。前は気が散り始めると、ノートに１行書くのに数十分かかるときもありましたが、兄がゲームを始めても、「ぼくはあとでやる」と、宿題をやり遂げられるようになりました。

4年生になると、剣道を習い始めた誠くん。ご両親は、剣道は「待つ」時間もあり、無理なのではないかと心配していましたが、見学に行って「やってみたい」という誠くんの意思を尊重して始めさせました。すると、集団の中でしっかり動き、必要なときは待って取り組める誠くんの姿がありました。

食の取り組みを振り返り、「やはり家族みんなでやってよかったなあと思っています。本人だけでなく、家族も食を変えることで、よりいっそう落ち着いていくと感じました」というお母さん。

その後も食の取り組みを続け、6年生からは通級教室に通う必要がなくなりました。中学では剣道部で練習に励み、普通学級で過ごすようになりました。

誠くんについて
〜内山葉子医師のコメント

誠くんのように、クスリは飲み始めないのがいちばんです。クスリの反応が強く出たことに警戒心を持ち、お母さんの判断で始めなかったのは、たいへん賢明な判断でした。

クスリの勧められ方にも注意が必要です。使うように説得され、なかには飲ませないと「子どもの人生をだめにする気ですか？」などと脅されたりすることもあるようです。

やがて始めざるをえなくなるとしても、大きな危険性のあるクスリより先に、食の取り組みをしても損はありません。ぜひ、そのように考えていただきたいと思います。

また、食事改善の際、家族全員で同じものを食べていくことは、とても大切です。目の前で違う食事をされると、本人は「自分だけ食べられない」、ほかの家族は「かわいそう」と思うことが非常に問題です。

「子どもが、つい手を出す」「子どもにあげてしまう」ということにもなりかねないので、やはり、家族でいっしょに行うのがベストでしょう。

遅延型アレルギーなどで、その子にとって消化の苦手なものがあれば、家族も同じような体質を持っていることも多いため、いっしょに行うと家族の体調も改善されやすくなります。

そもそも「添加物や揚げもの、砂糖類をへらす」「ミネラル、ビタミン、アミノ酸、質のいい脂質などをじゅうぶんとる」といったことは、どんな人にとっても健康づくりの基礎になります。

ですから、家族で実践することで、例えば、「家族の鼻炎や花粉症が治まる」「母親のうつが改善する」「父親のおなかがへこむ」「兄弟も落ち着く」など、家族全員によい影響があったというような報告は、よく聞かれます。

ぜひ家族でいっしょに、質のよい食事を、おいしく食べましょう。

こうして食の取り組みを始めて1週間で、よい傾向に気づかれています。

例えば、ミネラル不足の改善は、長いものでは数ヵ月、少なくとも2~3週間はかかります。神経障害が改善するのにも、もっと長い期間を要します。

おそらく精神的なことも含め、だれかに気遣ってもらったという思いが作用したのではないでしょうか。もう1つ、腸と脳は直結といえる連絡があることがわかってきています。その信号が絡んで、早期の改善が見られたとも考えられます。

そして、数ヵ月後には、栄養が補充でき、真の修復が始まったと思われます。「本人もつらかったんだ」とわかってあげることで、お母さんの姿勢が変わったことも大きかったでしょう。

「相手を理解する、待つ、そっとする、責めない、理解しようとする」

「食」に目を向けると、それまで「その子のせい」にしていた姿勢が変わり、子どもの体の状況や、良質な食を与えていなかった自分たちのことを、見直すきっかけにもなります。

家庭での取り組みには、「記録」も大切です。「これを食べたときにこんな状態だった」「この天気のときにこうだった」「この出来事があったときにはこうだった」などと記録していくと、ペースをつかみながら継続するのにとても役立ちます。

毎日、改善し続けるわけではありません。よいとき、悪いときがあり、ときには後退するときもありますが、記録しておくと、全体の流れをつかみやすくなります。

また、剣道を始めたのもすばらしいですね。体を動かすこと、裸足で床にふれること、精神を統一して集中力を養うこと……。少し厳しい規律を守らせるという、今の学校教育にはない経験を積むことにより、落ち着きが得られ、発達が促されたと思います。

発達障害と食の取り組み❸

キレやすく過敏でいつも暴言を吐いていたのが食を変えたら「イライラ指数」が下がって穏和に

◎恭吾くん（ADHD・小学6年生・男児）

食の取り組み開始当時：12歳（小学6年生）／診断名：ADHD／服薬したクスリ：メチルフェニデート（コンサータ）／既往歴：なし／基礎疾患：なし

「うっせー」から「ありがとう」へと劇的変化

幼いころから非常によく動き回る子だったという恭吾くん。思いどおりにならないと激怒したり、自分のルールやペースを乱されることを極度に嫌ったりするところもありました。学校でも、気に入らないことがあると「教室を飛び出す」「自分独自のルールを押し通して友だちとトラブルになる」「教室でイスを投げつける」などのトラブルを頻繁に起こしていたのです。

小学3年生から、専門機関でカウンセリングを受け始めました。恭吾くんの動きの激しさなどから、お母さんは発達障害（ＡＤＨＤ）を疑い、接し方にも気をつけるようにしました。

小学6年生のとき、食の取り組みを始めることになりました。それまで使っていた化学調味料のだしをやめ、ミネラルを含む食材を加えることから始めました。

小さいころから味覚が敏感で、少しの味の違いにも反応していた恭吾くん。当初は、煮干しやアゴ（トビウオ）、コンブなどの天然だしを使うと「何か入っている」と嫌がり、食べるのをやめてしまいました。そこで、ごく少量の粉だしを炒めものに混ぜるなどして使い、少なくとも1日1食は使うようにしました。それでも食感になじめない様子だったので、食事には、煮干し、アゴ、コンブの液体だしとオリーブ油のみをかけるようにしました。恭吾くんが好んで食べるラーメンにもだしを混ぜました。

同時に、加工食品を避け、手作りの食事中心に切り替えていったのです。

開始から1ヵ月半後の9月中旬、記録用紙の生活欄に、こんな記入がありました。

「本当に些細なことですが、例えば、何か物を取ってやったり、食事を出したりという場面で、自然に『ありがとう』というようになり、驚きました」

家でもたびたびキレては、お母さんに、「うっせー」「死ね」と暴言を吐いてきた恭吾くん。注意すると、以前は「わかってんだよ、うっせーんだよ」と反抗的だったのが、「うん、わかっているよ」と普通の返事になり、自分の感情を抑えられるようになっていきました。

食の取り組みでは、いろいろな方法を試した結果、料理によっては、だしやオリーブ油をたっぷりかけても、意外と恭吾くんが喜んで食べてくれるものがあることがわかってきました。

「納豆や、ケチャップ味のメニューは、だしやオイルを多めにかけても大丈夫でした。また、カツ丼のカツとご飯の間に天然だしをかけると、味が変わらずに食べることができました」とお母さん。

無理に食べさせても長続きせず、かえって食事そのものを嫌悪するようになってしまうので、恭吾くんが食べられるものを利用して、少しでも目的に食材がとれるように工夫していきました。

食の取り組みを中断したら悪化した

しかし、1ヵ月ほど安定した状態が続いたころ、ふとお母さんの緊張の糸が切れ、3週間ほど食の取り組みを意識しない状態になったときがありました。

するると、食の取り組みを中断して3日めくらいから、恭吾くんはまたイライラしたり、少しのことでキレたりして、「うるせー」などの暴言を吐くようになったのです。

その恭吾くんの姿を見て、食との関係を痛感したお母さんは、食の取り組みを再開し、小魚や海藻、ナッツ類なども使い始めました。すると、恭吾くんは再び穏やかさを取り戻し、「ありがとう」と感謝の気持ちを伝えることもふえたのです。

食の取り組みと連動して起こる、恭吾くんの感情のアップダウンを、お母さんは次のように説明してくれました。

「食の取り組み前の怒りぐあいを『イライラ指数１００』とすると、食の取り組みを始めてからは、たまにイライラしても最高『40』に収まっていたのが、中断していた間は『70』に戻ってしまいました。また、食を意識していくと、『40』に収まった感じです。これだけ変わるのですから、子どもにとっての食は、本当に重要なのですね」と、お母さんは、食の力を実感し、さらに工夫を重ねるようになりました。

開始から3ヵ月半が過ぎると、再開後のペースをつかみ、食の取り組みを安定して継続できるようになりました。お弁当は手作りで、魚や海藻などの食材をふんだんに使いました。中学生になっても、こうした取り組みを続けました。

高校受験の際には、恭吾くんは自分で学校見学や体験入学をして、行きたい高校を選び、試験にも合格。片道13㎞の距離にある高校まで、毎日自転車で往復し、野球部に入って練習にも力を入れました。

なお、恭吾くんは、小学校4～6年生のときに、メチルフェニデート（コンサータ）を飲んでいましたが、中学生になってからは飲んでいません。

恭吾くんの食の取り組みを機に、お母さんはご自身の食生活も振り返っていました。お母さんが子どものころは、毎日手作りの食事に親しんでいたものの、結婚後はスーパーの総菜類をよく利用するようになっていたそうです。妊娠中に体重増加のため、食事制限の注意を受けていたことなども思い起こし、お母さん自身も健全な食生活を取り戻していきました。

恭吾くんは、高校を卒業し、晴れて社会人になりました。お母さんは食の取り組み体験を語る場にも積極的に参加してくださり、「今、子育て中のかたには、特に食の大切さを知ってほしいですね」と、集まったお母さんがたに語ってくれています。

恭吾くんについて
～内山葉子医師のコメント

妊娠中に体重増加で食事制限の指導を受けていた場合、子どもはベースに、栄養障害、代謝障害を持つ可能性があります。例えば、「血糖値のコントロールが悪い、インスリンが過剰にある、脂質の代謝が悪い、鉄不足や亜鉛不足がある、酵素が不足している、ビタミン類が少ない」といったことが起こりうるからです。

私が妊娠中のことや、母親の食生活にふれるのは、決してお母さんを責めるためではありません。その子が生まれ持ったものや、置かれた状況を把握して、対処していただきたいと思うからです。

加工食品やインスタント食品に比べると、スーパーのお総菜は安心に思えるかもしれませんが、やはり注意が必要です。その場所で作っていても、食中毒を出さないために保存料を使っていたり、そうでなくても砂糖を大量に使ったりしていることが多いからです。農薬の多い野菜の使用、アルミ鍋や使い回しの油での調理、味を濃くして、化学調味料を多く加えているなどの恐れもあります。

やむをえず利用するときは、自然な作り方にこだわっている総菜屋さんで、なるべく甘みの少ないものや、素材そのものを購入するようにしましょう。

恭吾くんのお母さんも、食事改善に熱心に取り組まれ、しだいにその効果が出てきました。特によかったのは、取り組みや状況をしっかりと記録されたことです。これは、振り返りや的確なアドバイスを受けるのにたいへん役立ちます。

最初は、化学調味料入りのだしをやめるだけでも、いらないものを子どもの体に入れなくてすむので大きな一歩です。徐々にできる範囲で、対策をふやしていけばいいと思います。劇的に改善していく子もいますが、改善のしかたは人ぞれぞれです。結果を急がないで、「焦らず、あきらめず、少しずつ」が大事です。

食の取り組みを中断されたエピソードも出てきましたが、こうした体験も貴重です。それにより、改めて食の大事さに気づくことができました。失敗はあってかまいません。またやり直せばいいのです。

納豆やケチャップなどの体験は、読者の皆さんにも参考になるでしょう。どうしても天然だしを摂取することに抵抗のあるお子さんの場合、ぜひ参考にしてみてください。

また、「イライラ指数」などを数値にして評価するのも、とてもいいですね。親は、子どもができるようになると忘れてしまい、できないものばかりに目が向きがちです。改善している症状にこそ注目して、次につなげていきましょう。

最後のほうに野球部のエピソードが出てきますが、運動は本当に大切です。脳は知的活動でのみ鍛えられるイメージがあるかもしれませんが、実は運動は脳の好ましい刺激になり、身体トレーニングは脳発達の要(かなめ)になります。無理をする必要はありませんが、子どもの状態に応じた適度な運動を取り入れましょう。

発達障害と食の取り組み④

いったん落ち着いた症状が環境の変化で悪化。迷いながらも断薬し食の取り組みで改善に成功

◎はるやくん（広汎性発達障害・小学4年生・男児）

食の取り組み開始：5歳（幼稚園年長組）／診断時期：3歳ごろ／診断名：広汎性発達障害／服薬内容：アリピプラゾール（エビリファイ）を10歳のときに7ヵ月間服用／既往歴：なし／基礎疾患：ぜんそく、アレルギー性鼻炎

夜眠るようになり、意思疎通がスムーズに

幼いころは、多動が激しく言葉の遅れもあり、いっときも目が離せなかったという、はるやくん。3歳のとき、広汎性発達障害と診断されました。自閉症で見られる常同行動（意味のない動作をくり返すこと）や、目を合わせないなどの症状もありました。

幼稚園年長組から、食の取り組みをしている放課後デイサービスに通うようになり、小麦を避けることを始めました。それまでは、毎朝、習慣的にパンを食べていましたが、パ

ンは週末のみにし、平日は米飯に切り替えていったのです。

通い始めた、放課後デイサービスでは、無農薬野菜、米、アゴ（トビウオ）などの天然だしを使い、主に発達障害と診断された子どもたちのおやつに、おにぎりやみそ汁を出していました。当時のはるやくんは偏食もあったので、食べられるものだけ（おにぎりやカレー、サツマイモなど）を食べていました。

問いかけの言葉に、オウム返しで答えるだけだったはるやくんですが、食の取り組みを始めてしばらくして小学校に上がったころ、デイサービスで突然、「ねえ、先生、このお花好き？」と問いかけたそうです。昨日までオウム返しだったはるや君の言葉の変化に、びっくりしたという報告が届きました

その後、家庭での食も整えていくことになりました。

当時のはるや君の食生活は、白米と食パンが中心で、副菜はほとんど受けつけませんでした。そのため、白米を炊くときにソバ粉を混ぜたり、好んで食べるふりかけにアゴ（トビウオ）の粉末を混ぜたりしていきました。

すると、始めて2週間後、夜にすんなりと寝るようになって、お母さんを驚かせました。

それまでは昼間にどんなに遊ばせても、夜はなかなか寝ないので、お母さんは疲れてへと

へとでした。それが、安定して9時、10時に寝るようになったのです。

その後も、給食で食べられなかったメニューに挑戦するなど、偏食に変化が見られました。小学2年生になると、それまで頻繁にあった常同行動がなくなり、目も合うようになって、自閉的傾向が目立たなくなっていきました。

小学3年生になると、言葉のコミュニケーションも発達し、意思疎通もスムーズになるなど、大きな変化が出てきたのです。

微量ですごく効くからこそ「怖い」と思った

しかし、4年生になってお父さんの転勤に伴う引越しをしたのを機に、転校先の学校で暴言を吐いたり、学校から飛び出したり、空き部屋に閉じこもったりするようになりました。お母さんは毎日のように学校に呼び出されました。

学校では、先生がたが腫(は)れ物にさわるようにはるやくんに対応するなか、お母さんは、教育委員会から病院へ行くことを勧められました。受診して問診のあとに処方されたのが、向精神薬のアリピプラゾール（エビリファイ散1％、0・03g）でした。

処方量はごくわずかでしたが、飲ませた翌日は、学校でも落ち着いて過ごすことができ、暴言や脱走もなく、学校の先生もびっくりするほどの効き目でした。

「ごく少量なのに、どうしてこんなに効くのか不思議で、その分、怖く感じました」とお母さんは振り返ります。お母さんは、副作用への心配はあったものの、クスリをやめる決断はできず、不安を抱えながら7ヵ月ほど服薬を続けました。

そのころ、私に連絡が入りました。そしてお母さんは、「医薬品添付文書」の副作用のところに、さまざまな症状が書かれているのを読み、「やはりクスリはやめよう」と決心されました。

そこで、食の取り組みを再開すると同時に、はるやくんの精神面のケアのため、「お風呂療法」（※昌子武司先生考案。母子でお風呂に入り、子どもの全身をお母さんの手のひらで洗って、母子関係の回復や自律神経の調整を行う療法）も行いました。

断薬は、主治医から「落ち着いている時期には、薬をやめてみてもよい」と了承を得て、食の取り組みを強化しながら、安定して過ごせる冬休みに実施しました。

断薬後、家庭では問題なく過ごせていたものの、3学期が始まると、学校で強めのイライラが出たらしく、学校の先生から「クスリをやめているせいかもしれない。どうして飲ませないのか」といわれ、お母さんは再び悩みます。

学校には「もう少しクスリなしで様子を見ていきたい」と伝え、心配しながらも断薬を続けました。しかし学校からは、「これでは、はるや君自身がしんどいのではないか。勉強に身が入らないのではもったいない。クスリとうまくつきあう方向もあるはず」といわれ、「本当にクスリをやめてよかったのだろうか」とお母さんの心は揺れました。

学校側に正直な胸の内を伝えて連携

しかし、食の取り組みが進むと、学校でのトラブルの回数も少しずつへり始めました。そんななか、お母さんは、思い切って担任の先生に手紙を書きました。

「先生、クスリを飲んでいたはるやと、クスリを飲んでいないはるやを比べるのではなく、クスリをやめてからの変化を見てください。1学期に比べ、ずいぶん落ち着いてきたように感じられるのです。そんな本人を見て、クスリの副作用などを考えると、飲ませ続けることにはやはり抵抗があります」と、胸の内を伝えたのです。

お母さんの正直な思いを伝えることで、先生とも心を開いて話せるようになり、家庭と学校、放課後デイサービスの連携が円滑に行われるようになっていきました。

４年生の終わりには、はるやくんはとても落ち着いて過ごせるようになりました。笑顔が多く見られるようになり、いろいろなことに対する意欲も出てきました。

そのころ、少しさかのぼってお母さんの出産時の状況や食生活も聞いてみたところ、出産時に、母体の子宮内反（子宮体部が裏返しになって突出するもの）による多量出血があったこと、妊娠中は鉄分不足で鉄剤や葉酸（ようさん）のタブレットを飲んでいたこと、お母さんが子どものころはお菓子や食事を多くとる傾向があり、やや肥満体型だったことを語ってくださいました。そして、はるやくんの食の取り組みをきっかけに、お母さん自身の健康感も上がりました。

その後、はるやくんは休まず学校に通い、小学６年生のときは通学班の班長も務めました。２０２４年現在、はるやくんは高校3年生になり、県の陸上競技の練習や、漢字検定などを頑張りながら、就職実習も重ねています。友達と一緒に、学生生活最後の年を、存分に楽しんでいます。お母さんは、「あのはるやが、もう、就職を考える時が来たなんて……。小さいころは悩んでばかりでしたが、今は、はるやのおかげで、かけがえのない出会いと学びができたことに感謝する毎日です」と語ってくれました。

はるやくんについて
～内山葉子医師のコメント

お母さんが妊娠中、鉄分不足で鉄剤を服用されていたことや、もともと肥満傾向があったことが、子どもの代謝障害につながった可能性が考えられます。

発達障害の子どもは、パンやご飯などの糖質しか受けつけないというケースも多いのですが、そのなかで、はるやくんのお母さんがされた、「ご飯を炊くときに、ソバ粉を混ぜる」という工夫は、たいへん参考になるでしょう。ソバ粉のアレルギー（すぐに症状が出る、一般的なI型アレルギー）がないお子さんなら、取り入れてみてはいかがでしょうか。

もちろん天然のだしを使うのもとてもよい方法です。ミネラルはもちろん、アミノ酸や良質な脂質に加え、香りという臭覚刺激にもすぐれた効果があります。

だしをしっかりとることで、化学調味料を控えることができ、そのなかに野菜や肉、魚などを入れると、さらに栄養素が溶け込みます。かむのが苦手なお子さんも、おつゆだけでも飲めるといいですね。

食の取り組みは、家庭で実践できても、学校給食、デイサービスや放課後のアフタースクール、理解してもらえない親戚との集まりなど、外での食に多くの課題が出てきます。小学生になると友人との集まりにお菓子を持ち寄ることもあるでしょう。

学校やデイサービスは、アレルギーなどの状況を伝えて安心な食べものを持参することなどで対応しましょう。親戚の人に理解してもらうのが難しい場合は、落ち着くまで顔を出す機会をへらすのもよいかもしれません。

友人との集まりのときには、小さい小袋に入っている比較的安全なお菓子を探しておくのも１つの方法です。できれば、お菓子を持ち寄らない方向に誘導していきましょう。とにかく１つでも、悪影響のある食をへらすことを目標にしましょう。

お風呂療法もよかったと思います。ふれ合いは心身のよい刺激になります。やさしく接触することは、オキシトシンを分泌させるのにも有効です。オキシトシンは、幸せを感じたときなどに分泌が高まるホルモンで、ストレスを緩和し、不安や恐怖心を減少させる作用があります。また、皮膚刺激は自律神経のバランスをとるのに効果的です。

取り組みの際は、周りのかたと折り合いをつけることも大事です。はるやくんのケースでは、工夫しながらこうした面もクリアしていけました。

発達の問題を抱えていると、悪くなったときに、なんでもそのせいにしてしまいがちです。しかし、そうした問題のない元気な子にも、いろいろなことが起こります。発達が進む時期、過敏な時期、思春期になる時期、友達や学校関係でもいろいろなことがある時期、感受性豊かな時期です。どんな子どもでも、よい日・悪い日があるのです。家庭で、現場で、解決できることも多くあると思います。お子さんと向き合い、「今日、どんなことがあったか」「つらいことはなかったか」、きちんと見ていくことが大切です。

主治医の先生といっしょに断薬できたことも幸いでした。アリピプラゾールは、前章で述べましたが、ドーパミンの量を調節するクスリで、発達障害の子どもには、衝動をコントロールし、気持ちを落ち着かせる効果を求めて処方します。飲ませると急に静かになり、「自分の子じゃなくなったみたい」というかたもいます。

量の調整の問題という人もいますが、このようなことがちょっとした量の調整で起こること自体、はるやくんのお母さんが述べているように怖いことですし、きわめて慎重になる必要があります。そこに気づかれて、クスリをやめる方向で努力されたのは、たいへんよかったと思います。

クスリは、長く服薬していると、やめるときに離脱症状が起こる場合があります。やめた直後は大丈夫でも、数年後に起こる可能性もあるので、観察や注意を続けましょう。

発達障害と食の取り組み❺
発達障害が疑われる症状に化学物質過敏症を併発。つらい思いをしながら食の取り組みで乗り切った

◎りんちゃん（発達障害・化学物質過敏症・小学１年生・男児）

食の取り組み開始時期：小学１年生４月／診断名：２歳半健診で、言葉が遅れ理解力が弱いことから発達障害といわれる。４歳のとき、化学物質過敏症と診断される／服薬内容：向精神薬はなし。川崎病のとき、免疫グロブリン、アスピリン／既往歴：川崎病（２歳11ヵ月）／基礎疾患：ぜんそく（川崎病のあと）、食物アレルギー（乳製品、卵）、軽いアトピー性皮膚炎

家で普通に食事をしていて突然意識を失った

４歳で化学物質過敏症と診断された小学1年生の男の子、りんちゃんの例です。りんちゃんは2歳半健診をきっかけに、発達障害と診断されています。

化学物質過敏症と発達障害には、似た症状が多く見られます。しかも、両者とも食の取

り組みが重要で、それを実行することで改善が期待できます。

りんちゃんは、０歳のときからワクチン注射を打つたびに毎回発熱していました。１歳直前に打ったときには、全身に紫色の斑点が出たあと、赤い発疹に変わりました。その後も予防注射のたびに、毎回、体調が悪くなっていたといいます。

りんちゃんが２歳のとき、お母さんが予想もしていなかった衝撃的なことが起こります。家で普通に食事をしていて、突然、意識を失ったのです。駆け込んだ救急病院で何を食べたか聞かれ、答えていくと、「市販のふりかけに含まれている食品添加物が原因で起こった化学物質過敏症かもしれない」といわれました。

化学物質過敏症は、建物や家具の防腐剤や接着剤、農薬、食品添加物、自動車の排気ガスなど、私たちが不可抗力的に取り込んでいる化学物質が、ごく微量でも、個人の体の対応能力を超えたときに発生する症状です。一度発症すると、ごく微量で頻繁に発症するようになり、かつ多様な化学物質に反応するようになります。

人によって症状が違い、目や鼻、耳、皮膚、呼吸器、循環器、消化器、神経、内分泌（ホルモン系）など、さまざまなところに症状が現れます。りんちゃんのお母さんは、この出来事以来、食べものにはじゅうぶんに気をつけるようになりました。

しかし3歳になる直前、友だちといっしょに市販のお菓子を食べた2時間後、りんちゃんは「息苦しい」「胸が苦しい」と訴え、全身にじんましんを発症。再び救急病院に駆け込みました。治療中、お母さんは、「このまま死んでしまうのではないか」という不安に襲われました。無事に治療できたものの、その直後、今度は川崎病（全身の血管に炎症が起こる原因不明の病気）になり、10日間入院しました。その入院中にも点滴治療の影響で化学物質過敏症が起こり、口内炎が治まらず、苦しくて一晩じゅう叫ぶ日々が続きました。

小学校に通い始めると頭痛や胸苦しさが悪化

その後も、薬の種類によって化学物質過敏症が出ることがあったため、4歳のときに専門医に診断書を出してもらい、処方薬にも気をつけるようになりました。

話はやや前後しますが、りんちゃんは2歳半健診で、発達障害の疑いも指摘されていました。当時、言葉の遅れや斜視があり、幼稚園に上がっても集団生活を嫌がって、お遊戯など、周りの子どもと同じ行動ができない傾向があり、発達障害のチェックリストの項目に当てはまるといわれたのです。

一度に複数の指示をされると理解しにくく、突発的な行動や、些細なことでキレる振る舞いも頻繁に見られました。しかし、お母さんは、これらは化学物質過敏症によるものと認識し、発達障害にかかわる受診はせずに過ごしていました。

「当時、発達障害や化学物質過敏症の情報を集めていたので、まず、化学物質を避けることを最優先させなくてはと思いました」とお母さん。化学物質過敏症の子どもについては、ちょっとした刺激で興奮しやすくなったり、粗暴な行動をとったりする事例が、アメリカで報告されており、発達障害と似た症状があるといわれています。

実は、りんちゃんは生後10ヵ月のときに、新築の住宅に引っ越していました。お母さんによると、新築への引っ越し後まもなく、りんちゃんは顔じゅうに発疹が出たそうです。りんちゃんは、小学校に通い始めると、頭痛や胸苦しさを訴えることが多くなり、授業に集中しにくくなってきました。学校では「授業が嫌いだからだろう」「怠けているだけ」などといわれることもあり、りんちゃんにとってつらい状況でした。

教科書などに使われているインクで目が痛くなったり、気分が悪くなったりすることもありました。プールの塩素に反応するので、プールにも入れません。授業中にぐあいが悪くなって保健室に行くと、今度は保健室の薬品のにおいに反応します。

こうした事情から、登校を嫌がることもありました。お母さんは、りんちゃんの体調を注意深く見ながら、無理には登校させないようにしていました。

それまでの食の取り組みに加えてミネラルを強化

お母さんは無添加の自然食品の店で働き、食事と病気の関係に関心を持っていたので、りんちゃんが小学校に上がった時期から、食の取り組みを強化していきました。

それまでも、アレルギーがあるため乳製品は与えず、小麦も避けていました。無農薬の野菜や化学物質不使用の食品を使い、幼稚園の年長組のころからは、体調がひどく落ちているときのみ、健康食品（野草ミネラルの濃縮）を使用していたそうです。

しかし、拙著を読んで、日常的なミネラル補給を強化しようと、煮干し、アゴ（トビウオ）、コンブの粉末だしやオリーブ油を、しっかり使っていくことにしたのです。毎食、いろいろなおかずに混ぜるほか、粉末だし、ソバ粉、オイルで作るスープなども飲ませるようになりました。

こうした食の取り組みのなかで、お母さんは自分自身の食のことも振り返っていました。

「私自身、子どものころからパン食が多く、冷凍食品、食品添加物などをたくさんとっていました。結婚するまでは頭痛や生理痛のための痛み止めの薬や、抗生剤を常用しており、子どもにも何かしら影響があったのかもしれません」とお母さん。

りんちゃんに変化が見られたのは、食の取り組み強化から2週間後のことです。

「すぐ怒ったり、キレたりしていたのが、些細なことでは怒らなくなりました。妹とケンカしては、物で叩たたいたりつねったりしていましたが、それもなくなりました。『あっ、ここでキレる』と私が予測する場面でも、キレないのです」。

化学物質過敏症特有の、体の不調もへりました。例えば、放課後デイサービスに行くと、トイレの芳香剤に反応して必ず右目を真っ赤に腫らして帰ってきていたのが、目が腫れなくなったのです。

りんちゃんにはぜんそくもあって、走るとすぐセキが出ていましたが、夏休みには、走っても大丈夫になりました。

以前は学校から帰ってくると、疲れ果てていましたが、そんなこともなくなり、嫌がっていた宿題や翌日の支度も、さっさとするようになりました。朝早く起きて、登校前に本を読んだり勉強したりもするようになったそうです。

また、免疫力も強くなりました。以前は、インフルエンザにかかると、そのまま数ヵ月ほどぜんそくの発作が出ていましたが、それもなくなったのです。「なにかにつけ気にしてイライラしていたのですが、『まあいいか！』と割り切って、嫌な感情を引きずらなくなりました。また、自発的に整理整頓するようになり、学校の先生からも、『進んでいろいろなことをしてくれるようになりました』といわれています」とお母さん。

そしてなにより、気持ちに余裕が出てきたのか、とてもやさしくなったといいます。お母さんを労（いた）わって、「休んでいていいよ」といってくれることもあるそうです。

うれしい変化が続くなか、りんちゃんは地球環境のことを本で調べたり、考えたりするようになっていきました。

「なぜ、自分は友だちと同じお菓子を食べられないのか」「なぜ頭が痛くなったり気持ちが悪くなったりしていたのか」と、化学物質過敏症の症状について、お母さんに聞いてきたことがあるそうです。そのときお母さんは、農薬や大気汚染のことを説明しました。それをきっかけに、地球の環境問題に興味を抱いたようです。

その後も、りんちゃんの食の取り組みは続いています。頻繁にひいていたカゼもひかなくなり、学校も休まず通い、保健室に行くこともなくなりました。２０２４年現在、リンちゃんは中学生になり、友達との時間を満喫しています。外食をともにすることや、友達とバーベキューを楽しむ姿も見られています。

心身ともに調子のいい状態が続くなか、お母さんはこう話します。

「化学物質過敏症に対する解決策は、見つかっていないのが現状です。でも、個人差はあると思いますが、食の取り組みを続けることで、こんなにも我が子の体が楽になることに、驚きと喜びを感じています。食材には今も気をつけていますが、最近の様子を見ていると、体に解毒の力がついてきたように感じます。自然の中で体を使うこともふえ、心身ともに強くなってきたことは、本当にありがたいと思います」

親子でつらい経験をしてきただけに、これからは、同じように困っている人たちに、この体験を伝えて、生かしてほしいといいます。

発達障害については、化学物質の影響もしっかりと考えていかなければなりません。大人が正しい情報を得て、子どもたちを守っていかなければと感じます。

りんちゃんについて
～内山葉子医師のコメント

発達障害のお子さんは、免疫の異常を伴うことが多く、アレルギー疾患を持つ例も多く見られます。そのなかでも、りんちゃんのケースは、強い化学物質過敏症を伴い、かなり深刻だったといえるでしょう。

お母さんは、現在では食事と病気の関係に関心を持たれているとのことで、とてもよいと思いますが、妊娠前の状況は子どもにも影響した可能性があるでしょう。胎生期から、腸の透過性が亢進（こうしん）していたことや、薬の成分の影響があったことが考えられます。抗生物質の使用は、腸内細菌のバランスをくずし、腸のカビをふやす原因になるので、その影響も考えられます。

このような場合、ワクチンに含まれる有害物質を、体から出すことができなくなっている子どもが多く見られます。ワクチンを受けたあと、発疹・発熱をはじめ、気になる症状が出るときは、受けないことをお勧めします。

さらにりんちゃんの場合は、川崎病を発症し、薬も使用せざるをえなかったため、それによる胃腸の問題も加わったと思われます。

しかし、腸の負担になる小麦や乳製品を幼少期からカットし、さらにミネラル補給を強化されたことは、とてもよかったと思います。本来、腸内細菌叢が元気であればビタミンをつくり、ミネラルを吸収しやすくしてくれます。

化学物質過敏症で補充したいミネラルは、マグネシウムや亜鉛です。メチレーション回路の解毒の回路がうまく働かないのも、1つの原因です。そこにかかわるのは葉酸、ビタミンB_{12}、B_6など。これらが、食事からじゅうぶんにとれると、グルタチオンをはじめ、ほかの解毒物質もつくられます。また、粘膜を丈夫にすることも大切です。うまくたんぱく質が吸収できたり、ビタミンDがふえたりするのも効果的です。これからは、しっかり日光を浴びることも大切ですね。

もともとの体の状態が厳しかったので、効果が出るまでに時間がかかった面もあったでしょう。しかし、根気よく続けていけば、少しずつでも改善できることを示してくださった例です。

現在、化学物質過敏症の問題もたいへん深刻で、発達障害の問題と絡み合っています。一歩ずつでも子どもの体と心を守るため、できることをしていきましょう。

第4章　発達障害をよくする食事

無添加だしのなかで無理なく使えるものを選ぶ

この章では、発達障害の改善に役立つレシピ例を、国光さんに紹介していただきます。実は、ふだんの診療では、私（内山）はレシピを用意しません。理由は、各家庭でできる範囲で、個々の事情を見ながらアドバイスするからです。

しかし、読者の皆さんからはレシピの要望が多いので、今回、ヒントになればと国光さんに作っていただきました。

ただ、必ずしもこのとおりに作る必要はありません。例えば、家にある類似の材料や使いやすい材料にアレンジしてかまいません。

また、だしも、煮干しやコンブ、アゴ（トビウオ）を用いていますが、どれかだけでもよいですし、どの組み合わせでもけっこうです。ほかに貝や貝柱、ボーンブロスなどの骨つきの肉などからも、ミネラルや天然のアミノ酸を豊富に含んだだしがとれます。

弱火で炊く時間がなければ、そのまま野菜を入れながら炊いてもかまわないのです。添加物の含まれていないものなら、粉末状やパック状のだしも使えます。特に最初のうちは、だしをとるのにハードルの高さを感じるなら、そういうものを利用するのもよいでしょう。

ただ、原材料名のところに「調味料（アミノ酸等）」と表示してある化学調味料や、多くの化学物質が含まれていないものを選んでください。

また、酸化には注意が必要です。添加物が含まれておらず、素材をそのまま粉末にしているものは、非常に酸化しやすくなります。アトピーや炎症が強い人だと、ときには、そのように酸化した粉末だしに反応してしまうかたもいます。

ただ、ほとんどだしを使ったことのないかたにとっては、いちばん手軽に使えるのが粉末だしです。アトピーなどがそれほどひどくない人なら、新しいものを短期間に使い切るようにして、活用してみてもよいでしょう。

有害金属についてですが、アゴやイワシの煮干しは水銀やヒ素が含まれることもあります。過敏なかたや、気になるかた、ひと手間かけられるかたは、頭や内臓をとって使ったり、ヒジキなどは乾燥したものを用いたりしましょう。

（内山）

アレンジと工夫をして楽しむ

オイルについては、できるだけ加熱をしないで、ドレッシングに使ったり、仕上げに混ぜたりする使い方がお勧めです。植物から作られた油は、できるだけ「低温圧縮搾り」のものを選ぶようにしましょう。

ドレッシングとしてはアマニ油やエゴマ油やＭＣＴオイル　、炒めものや風味づけとしてはギーバターやオリーブ油、米油、ゴマ油も使ってみると、変化が楽しめるでしょう。

いずれにしても、手の込んだものでなくてかまいません。魚や肉、野菜を「焼く、蒸す、煮る」といった方法で調理するほか、ご飯を炊くとき、中に具材をたくさん入れて炊き込みご飯にしたり、納豆や豆腐をそのまま食べたりすれば、手間がかからないでしょう。

一品だけスープやみそ汁を作り、その中に野菜や肉、団子（ミンチ肉やつみれ）を入れるのもよい方法です。また、野菜ジュースやすりおろし野菜などで、素材そのものを食べることが大事です。

ほかにも、「酢の代わりにカボスを搾る」「小松菜の代わりにチヂミ菜なやチンゲンサイを使う」「あんをかける代わりにじゃことポン酢を使う」「サトイモがなければサツマイモやカボチャを使う」など、好みや、家にある材料しだいでアレンジしてみましょう。スープにカレーパウダー（カレールーではなくスパイス）やトマトのホール煮、豆乳などを混ぜても、風味が変わっておいしくなります。

紹介するレシピを、このようにアレンジすることで、何倍ものバリエーションが楽しめます。基本のレシピを参考にしながら、ぜひ工夫してみてください。（内山）

◆レシピ紹介の前に……
市販の「だし」の選び方

ここで紹介するレシピでは、だしが重要な役目をしているものが多くあります。そこで、最初にだしについての基本的なことをまとめておきましょう。

ミネラル補給に最適なのは天然のだし。イワシやコンブ、アゴ（トビウオ）など、天然のものを使い、家庭で水につけておいたり、煮出したりすることで、おいしいだし汁が出来上がります。

だしの材料にはカツオブシも好まれますが、ミネラル補給という観点で比較すると、イワシ煮干しのほうが含有量が多いことがわかります（下の表参照）。カツオブシ単独で作ってもかまいませんが、できれば、イワシ煮干しやコンブなども足すとよいでしょう。

そのうえ、カツオブシはカビを使って作るので、腸カビやマイコトキシンの問題のある人は、使いすぎに注意してください。

市販のものを選ぶときには、表示を見て、添加物が使われていないものを選んでください。煮干しも、塩や酸化防止剤を使っていないものがお勧めです（ただし、粉末状のものは酸化しやすいので、新しいものを短期間で使い切りましょう）。

注意したいのは、市販の顆粒だしです。

可食部100g当たりの含有量比較（mg）

	カツオブシ	イワシ煮干し	30代女性1日当たりの推奨量
カルシウム	28	2200	650
マグネシウム	70	230	290
鉄	5.5	18	10.5
亜鉛	2.8	7.2	8
銅	0.27	0.39	0.8

袋の後ろの「原材料名」を必ず確認してください。「原材料名」は、重量の多い順に表記されます。

例えば、ある風味調味料（カツオ）では、原材料名を見ると、

調味料（アミノ酸など）、食塩、砂糖、乳糖、風味原料（カツオブシ粉末、カツオエキス）酵母エキス、小麦たんぱく発酵調味料

の順番で書かれています。

いちばん多く含まれるのが、いわゆる化学調味料である「調味料（アミノ酸等）」で、次に食塩、砂糖……と続くわけです。本来、メインの原料であるべきカツオブシは、5番めにようやく出てくるのです。この「風味調味料」は、一口飲むと、ふわっとカツオブシの風味が口じゅうに広がります。さほど原材料にカツオブシを使っていないのに風味がよいのは、うまみ調味料である「酵母エキス」「小麦たんぱく発酵調味料」が使われているからです。

これらのうまみ調味料や化学調味料を日常的に使うことで、「この種の調味料が使われ

ていないとおいしいと感じられない味覚」になっていくので、注意が必要です。もちろん、こうした調味料ではミネラル補給もできません。

後ろの表示をよく見て、家庭の台所に置かれていない材料が書かれているものは避けるようにすると、添加物を避け、素材を楽しむことができるようになります。

家庭で素材からだしをとり、調理することを心がけてほしいと思います。（国光）

◆ミネラル補給を意識して

私は、日常の食卓を、ミネラル豊富なものにしていく提案として、ご飯を炊くときに雑穀を混ぜることや、イワシ、アゴ、コンブなどの天然だしを料理に活用すること、良質のオイルを加熱せずに使うこと、そして小魚や海藻、豆類、野菜などの幅広い食材を使い、食卓全体を健全にしていくことをお勧めしています。

では、次のページからは、ミネラル豊富な食材で作る、「子どもの脳と体を守るレシピ」をご紹介していきましょう。

子どもの脳と体を守るレシピ

いろいろな料理に使える！
ミネラル補給に役立つ！

「子どもの脳と体を守るレシピ」では、ふだんの食事で不足しがちな、ミネラルの補給を重視しています。ここでご紹介する「基本の天然だし粉末」は、簡単に作れて、作り置きもできる、優れたミネラル食品です。みそ汁などのだしに入れたり、料理に加えたり、ふりかけとしてごはんにかけたりするといいでしょう。

226ページからは、この天然だし粉末を利用したレシピをはじめ、ミネラルが豊富な食材を使ったレシピをご紹介します。毎日の食事にご活用ください。

基本の天然だし粉末の作り方

材料（作りやすい分量）

イワシ煮干し……60g
焼きアゴ(トビウオ)……30g
だしコンブ……10g

【作り方】それぞれミルで粉末にして混ぜる
【使い方】500mℓの湯に対し、大さじ1のだし粉末をくわえる
【保　存】密閉容器に入れて冷蔵庫で保存し、早めに使い切る

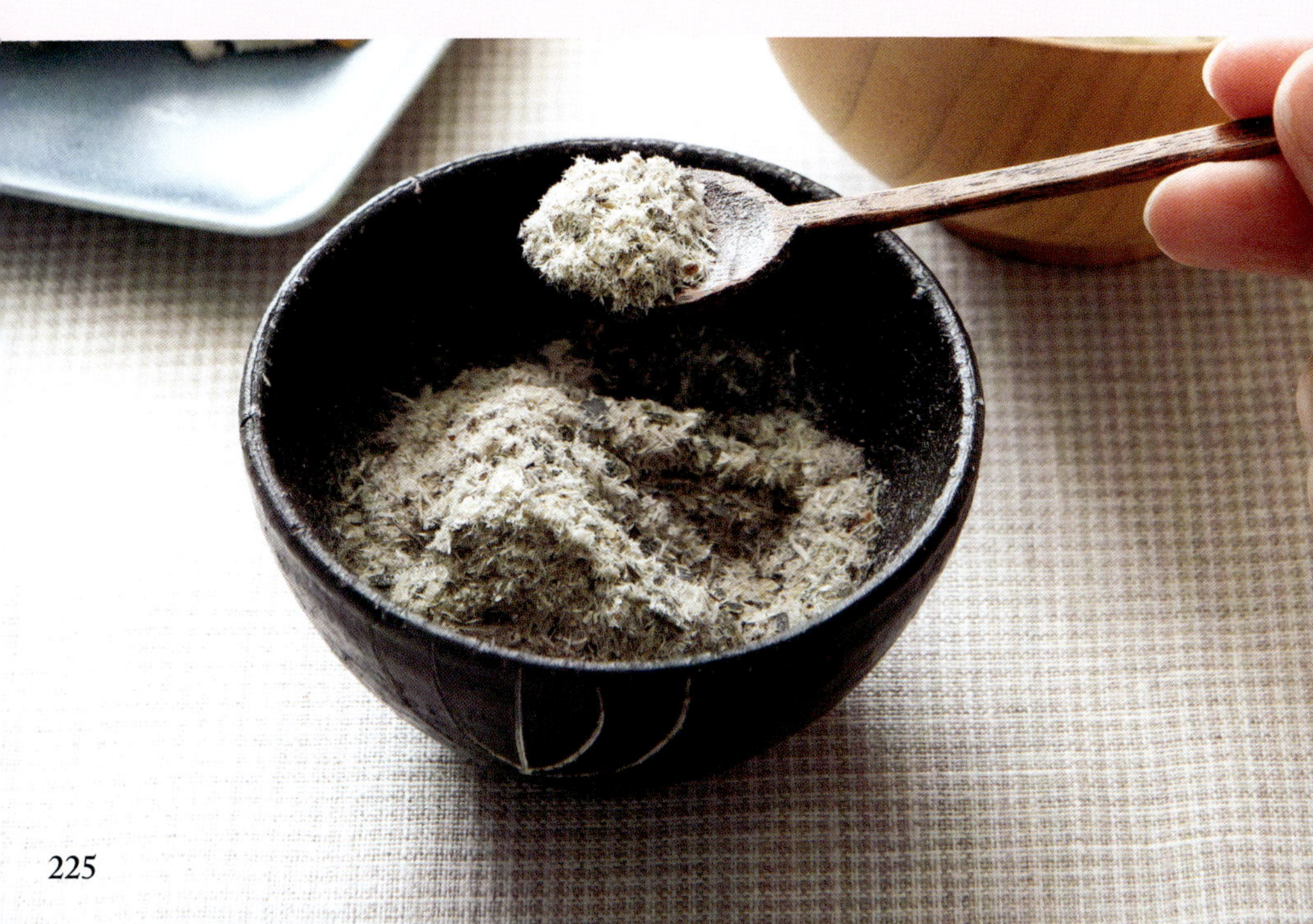

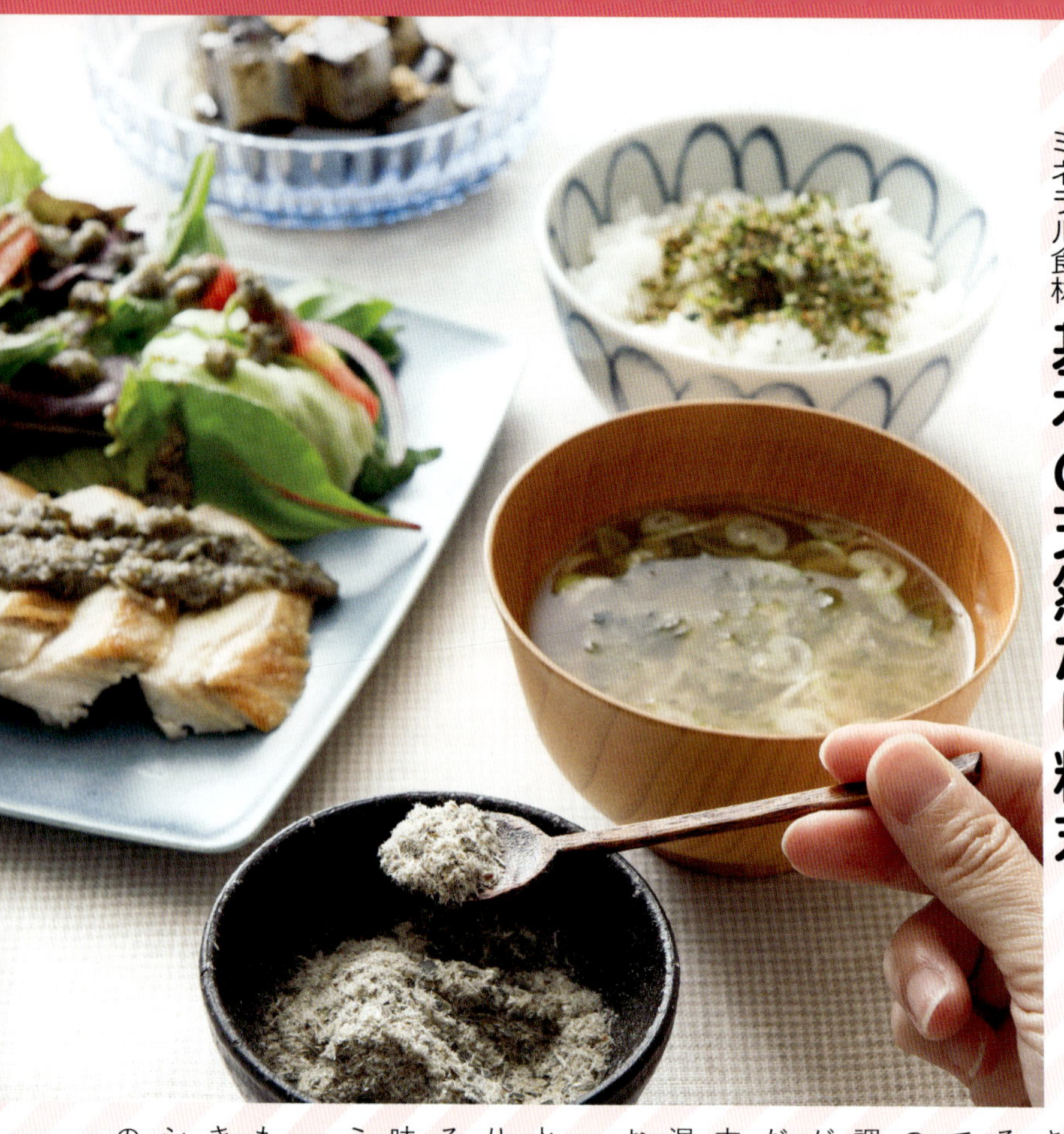

おすすめのミネラル食材

基本の天然だし粉末

子どもの脳と体を守るレシピを実践するときに、意外と大変なのがミネラルの補給です。その際に役立つのは、日本人が昔から親しんできた「だし」です。ただ「毎回だしを取るのが面倒……」と、市販の顆粒だし（だし風調味料）に頼ってしまう人に試してほしいのが、「天然だし粉末」です。お湯に振り入れるだけで極上のだしになりますし、天然だし粉末、オリーブ油、みそを1：1：3の割合で混ぜておけば、スプーン1杯ほど器に入れてお湯を注ぐだけで即席みそ汁ができます。

ちなみに、カツオブシは製造過程で長時間水煮（煮熟）するため、実はミネラルはあまり多くありません。また、カビを利用しているのも要注意です。市販の顆粒だしは化学調味料やうま味調味料が主な材料なものが多く、ミネラル補給にはほとんど役に立ちません。

天然だし粉末は、「だし」として使う以外にも、かけて混ぜて、いろいろな料理に活用できます。左ページでは「だし」のアレンジレシピをご紹介します。保存料が入っていないので、酸化する前にどんどん使ってください。

ミネラルふりかけ

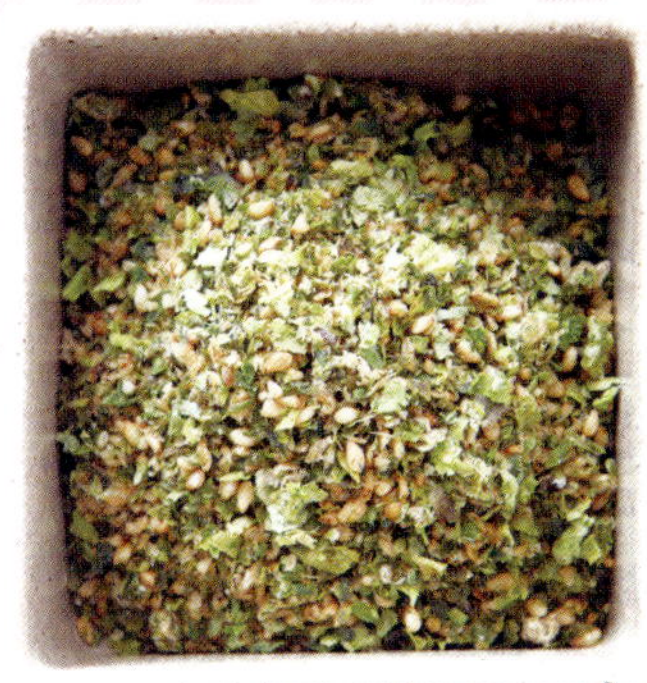

天然だし粉末…大さじ5
すりゴマ…大さじ5
アオサ粉…大さじ5
しょうゆ…大さじ2
酢…大さじ1
塩…小さじ1/3

❶フライパンに材料を入れて中火にかけ、焦げつかないようにかき混ぜながら水気が飛ぶまで炒る

ミネラルペースト

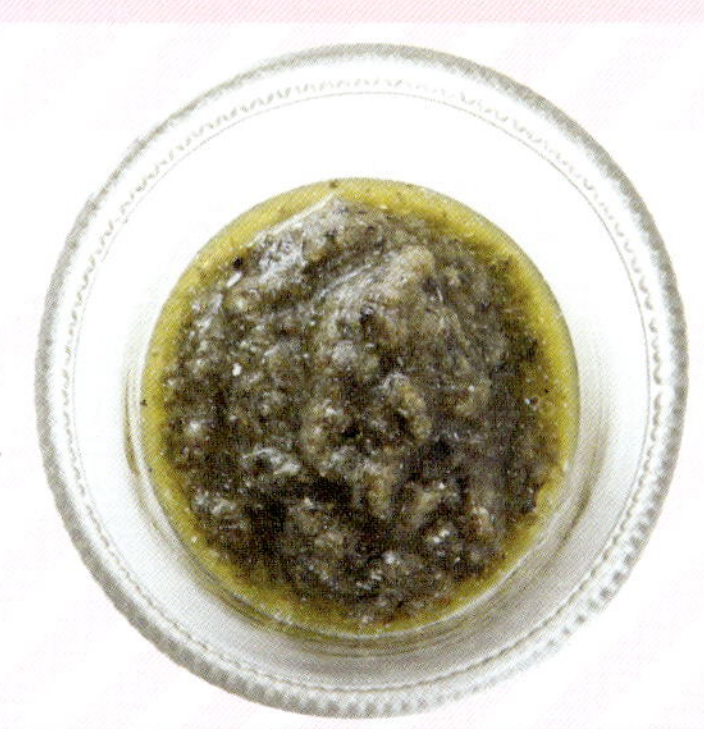

天然だし粉末…大さじ3
塩…少々
酢…小さじ1
オリーブ油(エキストラバージン)…大さじ3
粒マスタード、黒コショウ…適宜

❶材料をすべて混ぜる

ミネラル黒みつ

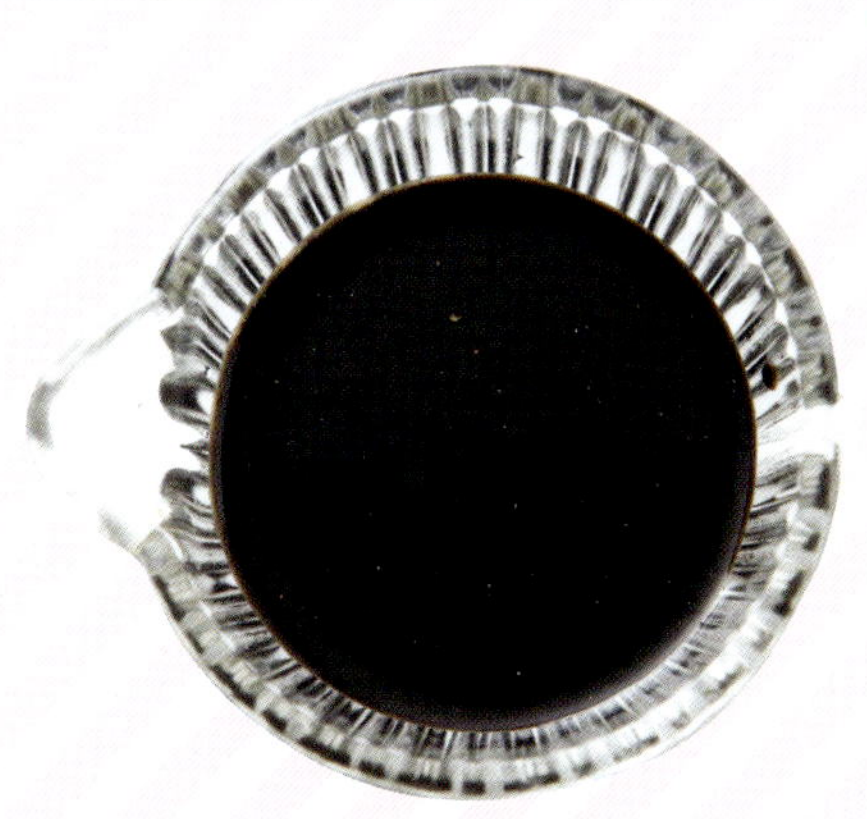

天然だし粉末…小さじ1/3
練りゴマ…小さじ1
黒砂糖…大さじ3
水…50mℓ
オリーブ油(エキストラバージン)…小さじ1

❶小鍋に黒砂糖と水を入れて火にかけ、かき混ぜながらとろみがつくまで煮詰める

❷残りの材料を全て加えて混ぜる

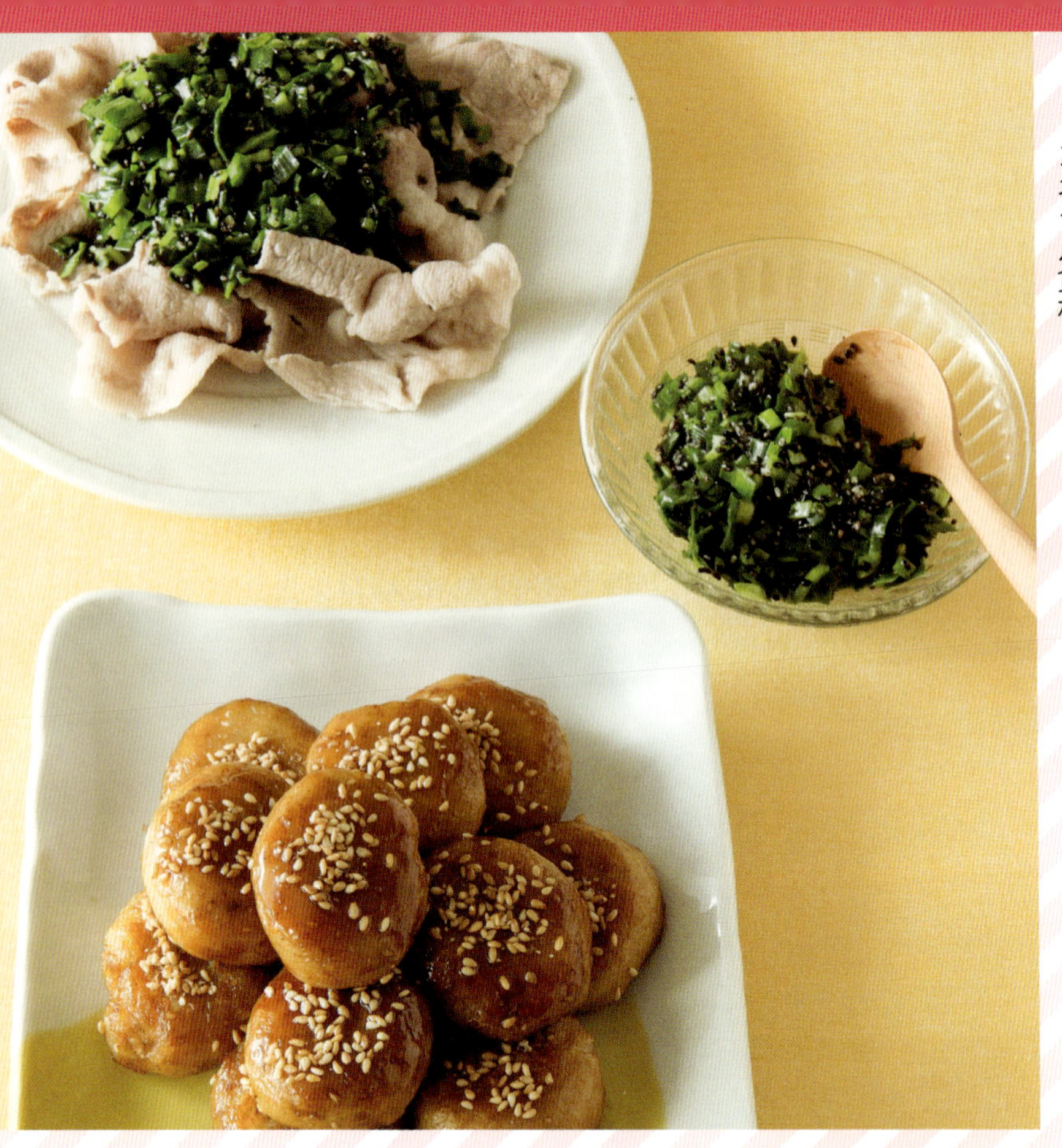

おすすめのミネラル食材

ゴマ

カルシウム・マグネシウム・鉄・亜鉛

ゴマはカルシウム、マグネシウム、鉄、亜鉛などをバランスよく含みます。特にカルシウムの含有量は多く、100g中1200㎎。なお、レモンや梅干し、酢などに含まれるクエン酸と一緒にとるとカルシウムの吸収率が上がります。

ゴマにはセレンも100g中10㎍含まれます。セレンには抗酸化作用があり、ごく微量でも細胞の代謝を活性化します。特にビタミンEと一緒にとると相乗効果を発揮します。

ゴマにもビタミンEが含まれますが、ゴマに含まれるセサミンが、ビタミンEの活性を高める効果があります。さらに、セサミンやセサミノールなどを含めたゴマリグナンという植物成分には、活性酸素の活動を抑えるほか、コレステロール値の低下、老化予防、アルコールの分解促進などの作用があるとわかってきました。

黒ゴマの皮にはタンニン系ポリフェノールが多く含まれますが、栄養的にはほとんど差はありません。外皮は硬く吸収しにくいので、すりゴマにしたり、手でつぶしてかけたりするといいでしょう。すりゴマは酸化しやすいので、食べる直前にするのがお勧めです。

ゴマジャガもち

材料（作りやすい分量）

ジャガイモ…300g（3～4個）
白すりゴマ…40g
片栗粉…60g
だし汁…大さじ4～5
塩…小さじ1/3
ゴマ油…大さじ1
白ゴマ…適量
［タレ］
しょうゆ…大さじ2
みりん…大さじ1

❶ジャガイモは皮つきのまま一口大に切って、竹串が通るくらいまでゆでる。鍋から上げて水気を切り、皮をむく

❷①をつぶし、白すりゴマ、片栗粉、だし汁、塩を加え、耳たぶくらいの硬さになるまでこねたら、25gずつ丸めて伸ばす

❸フライパンにゴマ油を熱し、②の両面を焼く

❹タレの材料を混ぜて③にからめ、上面に白ゴマをのせる

ニラゴマのナムル風

材料（作りやすい分量）

ニラ…50g（半束程度）
黒炒りゴマ…7g
塩…小さじ1/3
ゴマ油…大さじ1
レモン汁…小さじ1/4～1/2

❶ニラを細かく刻む

❷①に黒ゴマを手で軽くつぶしながら加える

❸②にゴマ油、塩、レモン汁を加えて混ぜる

※そのまま食べてもいいですが、炊きたてのごはんにのせると美味です

※ゆでた豚肉にのせると、疲労回復にぴったりの一品になります

※納豆に混ぜれば、添付のタレがいらなくなります

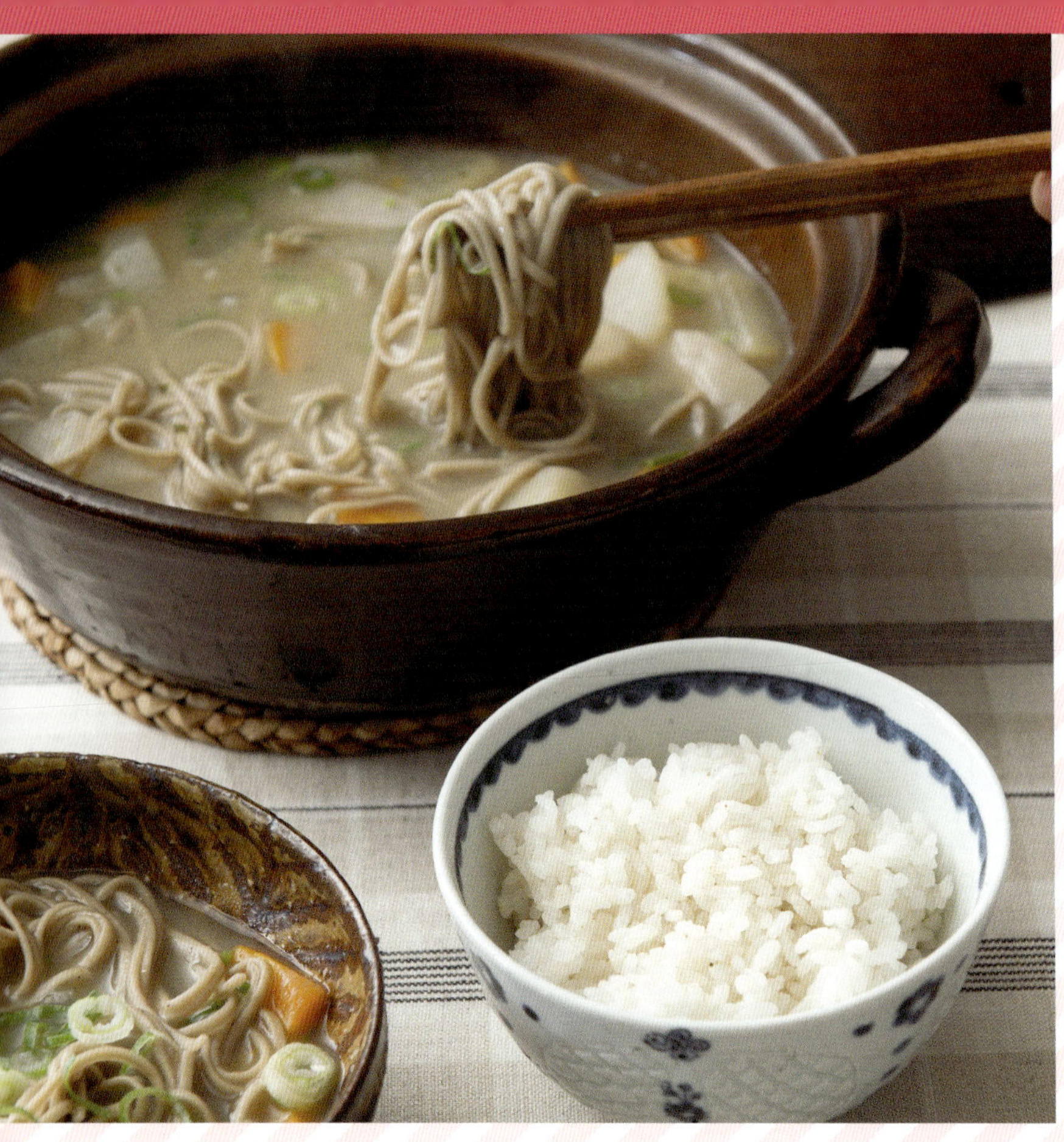

おすすめのミネラル食材

そば

マグネシウム・鉄

そばはマグネシウムや鉄を豊富に含みます。そばアレルギーの心配がなければ、ぜひ活用してほしい食品です。十割そばのミネラル含有量を実測すると、1食分で1日の推奨量を超えます。ただし、コンビニのおそばや駅の立ち食いそばのミネラル含有量は、実測だと多くありません。これらには、つなぎに小麦粉が多く使われているためで、ミネラル補給には十割そばか二八そばを選びましょう。

ご家庭で乾麺のそばを調理するときには、そば湯ごといただく「煮込みそば」がお勧めです。ミネラルは水溶性のものが多いので、栄養分はゆで汁に溶け込んでいるためです。

春夏は納豆やシソ、トマトなどをのせて。秋冬は根菜をたっぷり入れた「けんちん煮込みそば」にしていただくといいでしょう。

ちなみに、そば粉を使うと活用の幅が広がります。白米に少量のそば粉を混ぜる「そば粉ごはん」、から揚げ粉にそば粉を混ぜて「そば粉から揚げ」など、ふだんの料理の穀物や粉ものにちょっとそば粉を加えるだけで、味や見た目を変えずにミネラル補給ができます。

そば粉ごはん

材料（2～3人分）

白米…2合
そば粉…小さじ1～大さじ1

❶といだ白米を炊飯器にいれ、そば粉を茶こしで振り入れ、よく混ぜる

❷通常どおりの水加減で浸水させ、炊飯する

けんちん煮込みそば

材料（2～3人分）

十割そば…120g
サトイモ…130g
ニンジン…80g
大根…100g
だし…4カップ
しょうゆ…大さじ2
酒…大さじ1
塩…小さじ1/2
オリーブ油(エクストラバージン)…大さじ1
刻みネギ…適量

❶サトイモは皮をむき、一口大に切る

❷ニンジン、大根はよく洗い、皮つきのまま一口大に切る

❸鍋にだしと①②を入れ火にかける。野菜に火が通ったらそばを加え、ときどきほぐしながら、表示のゆで時間通りに煮込む

❹しょうゆ、酒、塩で味を整える。最後にオリーブ油を回し入れ、刻みネギをのせる

※だしは、水4 カップに天然粉末大さじ2を加えるのがお勧め

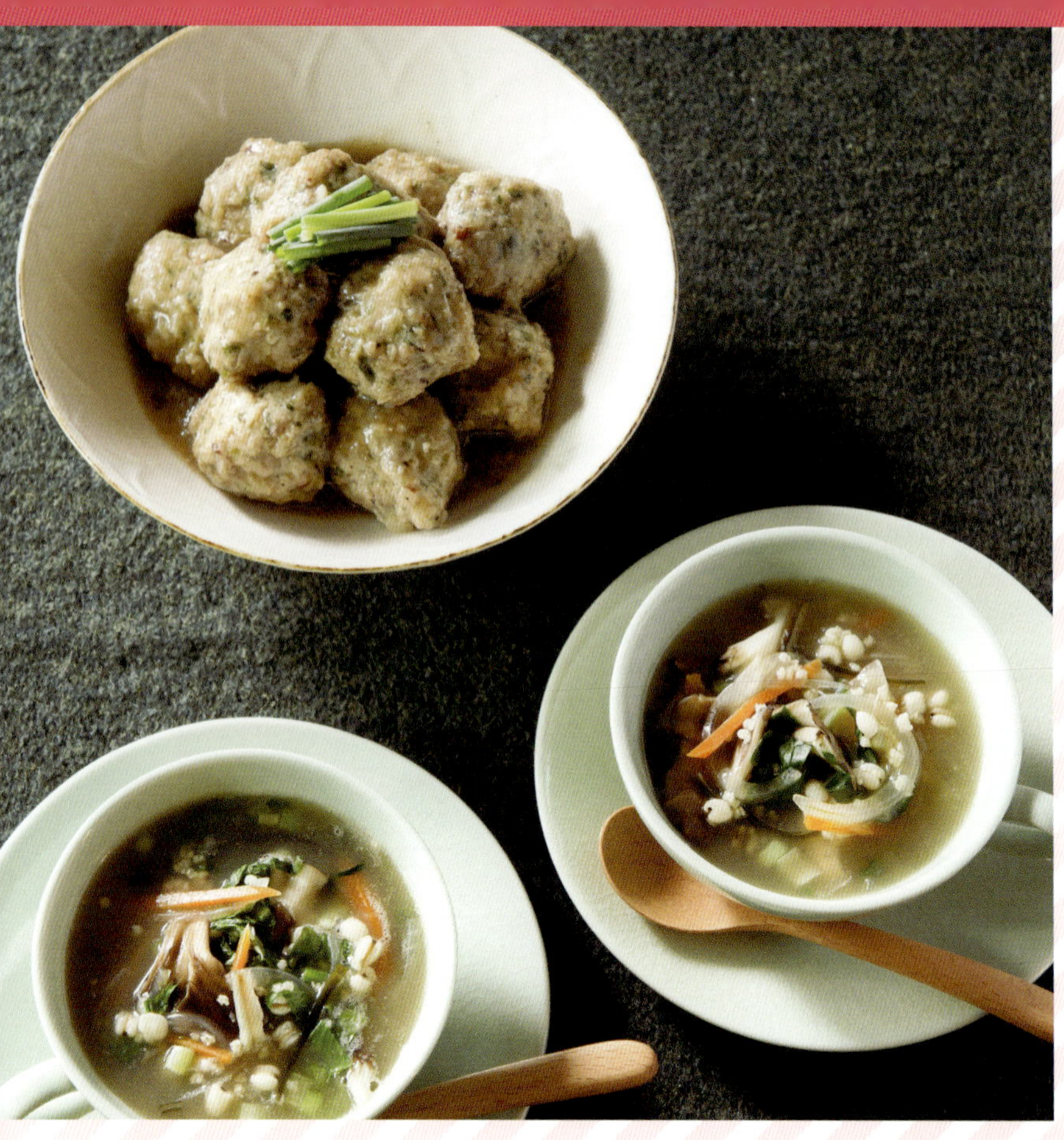

おすすめの
ミネラル食材

雑穀

カルシウム・鉄・亜鉛

あわ、ひえ、きび、はと麦、もち麦などの雑穀は、ミネラルが豊富な食品です。

●**あわ**…鉄が100g中4・8㎎含まれ、貧血予防にもお勧め

●**きび**…抗酸化性に優れたポリフェノールや、亜鉛を含む

●**アマランサス**…カルシウムや鉄が豊富

これらは、白米と一緒に炊くだけで、栄養バランスが各段によくなります。

●**ひえ**…神経伝達物質の材料となるアミノ酸のトリプトファンを含む

●**はと麦**…カルシウム、鉄、ビタミンB_1、B_2、腸内環境を整える食物繊維が豊富。

古くから胃腸の調子を整えるとされ、薬膳料理では、代謝を高めて毒素を排出するものとして使われています。

●**たかきび**…マグネシウムや鉄、亜鉛を含み、炊くと赤茶色で歯ごたえがあるので、肉料理の代替としても利用できる

1940年代頃までは、米と一緒に炊いた雑穀ごはんが庶民の主食でした。スープや、料理の主役として活用するといいでしょう。

雑穀とレンコンのつくね

材料（作りやすい分量）

［雑穀］たかきび…1/4カップ

水…100㎖

Ⓐ
- 鶏ひき肉…250g
- レンコン（皮ごとみじん切り）…50g
- ショウガ（すりおろし）…3g
- 青のり…大さじ1
- しょうゆ・みりん…各小さじ1/2
- 塩…小さじ1/3

Ⓐ
- 片栗粉…大さじ2
- だし汁（煮干しやコンブでとったもの）…300㎖

Ⓑ
- しょうゆ・酒…各大さじ2
- みりん…大さじ1
- レンコン（すりおろし）…50g
- ネギなどの青味…適量

❶たかきびはさっと洗って鍋に入れ、分量の水に1時間ほどつけておく。そのままふたをして火にかけ、沸騰したら弱火で10～15分加熱する。加熱後、ふたを開けて冷ましておく

❷①にⒶを加えてよくこねる

❸別の鍋にⒷを入れて火にかける。沸騰したら、②を2～3㎝の団子状に丸めて入れ、弱火で10分ほど煮る

❹器に煮汁ごと盛りつけ、ネギをあしらう

雑穀と野菜のスープ

材料（4～5杯分）

Ⓐ
- 水…800㎖　煮干し（小さめ）…5g
- コンブ（細切りにする）…3g
- ［雑穀］きび（もちきび）…20g
- はと麦…20g

Ⓑ
- タマネギ（薄切り）…1/2個
- ニンジン（細切り）…20g
- マイタケ（ほぐす）…50g

しょうゆ…小さじ2

塩…小さじ1/2

オイスターソース…小さじ1/2

コマツナ（細かく刻む）…50g

❶鍋にⒶを入れて弱火にかける

❷沸騰したらⒷを加え、10分ほど煮込む

❸しょうゆ、塩、オイスターソースで味を調え、コマツナを加える

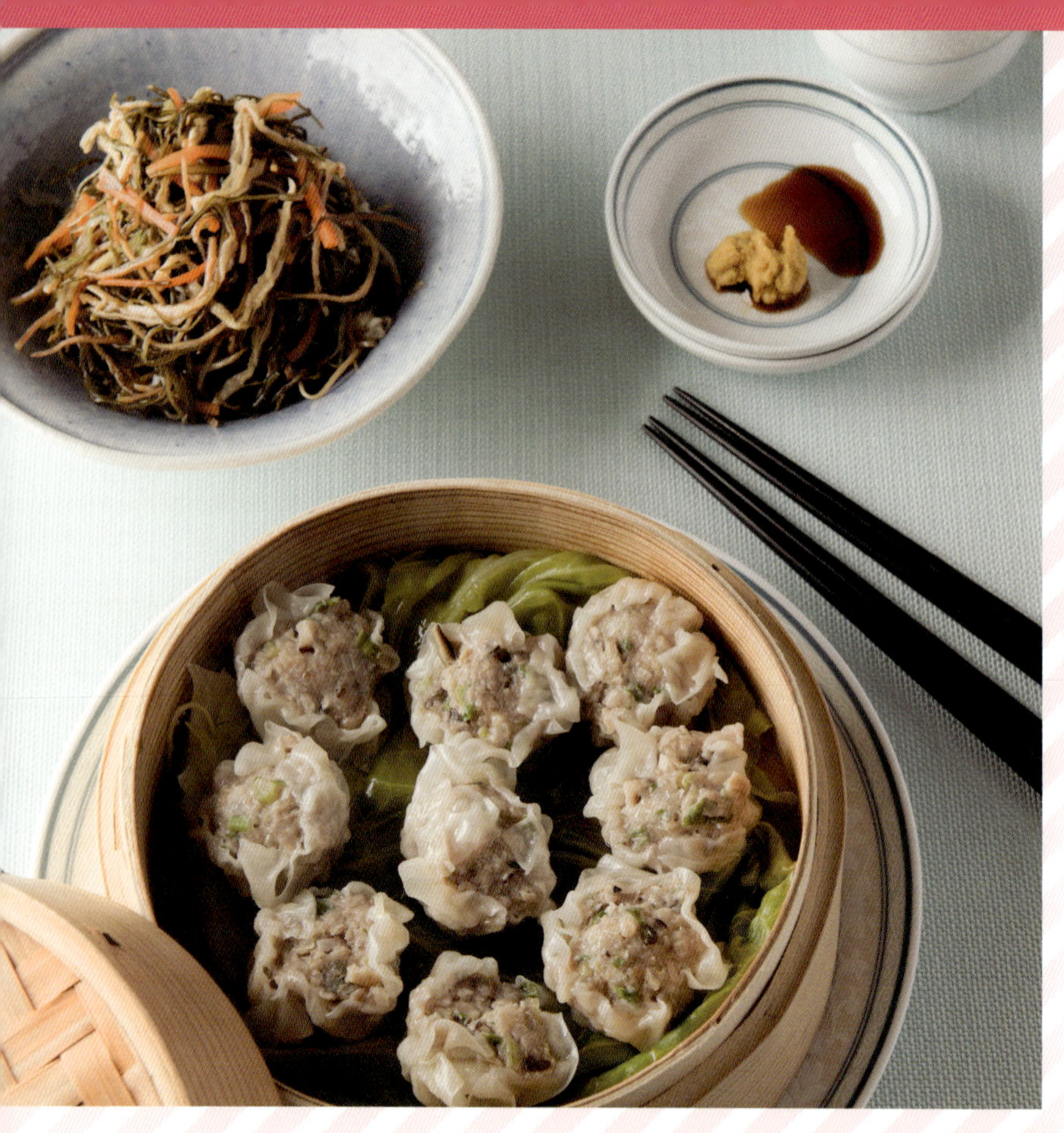

おすすめのミネラル食材

切り干し大根

カルシウム・鉄

生の大根は90％が水分です。それを乾燥させた切り干し大根には、大根のミネラルや栄養素が凝縮されています。骨や歯を強くするカルシウム含有量は100g中540㎎と、生の大根の約20倍。鉄分は100g中9・7㎎で、生の約30倍含まれています。

腸内環境を整える食物繊維も、生の大根の10倍含まれます。特に豊富な不溶性食物繊維は、便の量をふやして、便通を改善します。水溶性食物繊維を多く含むコンブやノリなどの海藻類と一緒にとると、食物繊維のバランスが整い、便秘改善にさらに効果的です。また、コレステロールを体外に排出してくれます。

切り干し大根は、調理しながら水分を吸わせることもできます。戻し汁にも栄養があるので、調理にも使っていきましょう。みそ汁には、そのまま入れても、切り干し大根の甘味やうま味が出て、よりおいしくなります。

大根を薄く切って2〜3日干すだけなので、自家製の切り干し大根もお勧めです。天日干しにするとビタミンDの含有量もアップ。野菜として食卓に活用してみましょう。

切り干し大根の松前漬け

材料（作りやすい分量）

スルメ…20g　刻みコンブ…40g
（※市販の「松前漬けの材料」を使用しても可）
ニンジン…60g
ネギ…20g
ショウガ…5g
切り干し大根…10g

Ⓐ
水…80mℓ
しょうゆ…大さじ2
酒…大さじ1
みりん…小さじ1
塩…小さじ1/4
オリーブ油（エクストラバージン）…小さじ2

❶スルメは細切りにする

❷ニンジン、ネギ、ショウガは千切りにし、切り干し大根はハサミで4cmほどの長さに切る

❸①と刻みコンブを容器に入れ、Ⓐを加え、②を混ぜる。そのまま半日〜1日置いて、味をなじませる

切り干し大根入りシュウマイ

材料（27〜30個分）

切り干し大根…10g
干しシイタケ…中2枚
大根葉…適量
豚ひき肉…200g　ショウガ（すりおろし）…6g

Ⓐ
しょうゆ…小さじ1
ゴマ油…小さじ1
切り干し大根と干しシイタケの戻し汁…大さじ1

ネギ（みじん切り）…50g
塩…2g
片栗粉…25g
シュウマイの皮…27〜30枚
キャベツ…2枚
溶きガラシ…適量
しょうゆ…適量

❶切り干し大根と干しシイタケは同じボウルに入れ、水で戻して細かく切る（戻し汁はとっておく）。大根葉は1cm幅に切る

❷別のボウルに豚ひき肉とショウガ、Ⓐを入れてよく混ぜる

❸②に①、ネギ、塩、片栗粉を加えて混ぜる

❹シュウマイの皮に③をスプーン1杯（12〜15gほど）のせて軽く握り、円筒状にする。上の部分をスプーンの背で軽く押さえて形を整える

❺蒸し器にキャベツの葉を敷き、④を並べて強火で8分ほど蒸す。溶きガラシとしょうゆでいただく

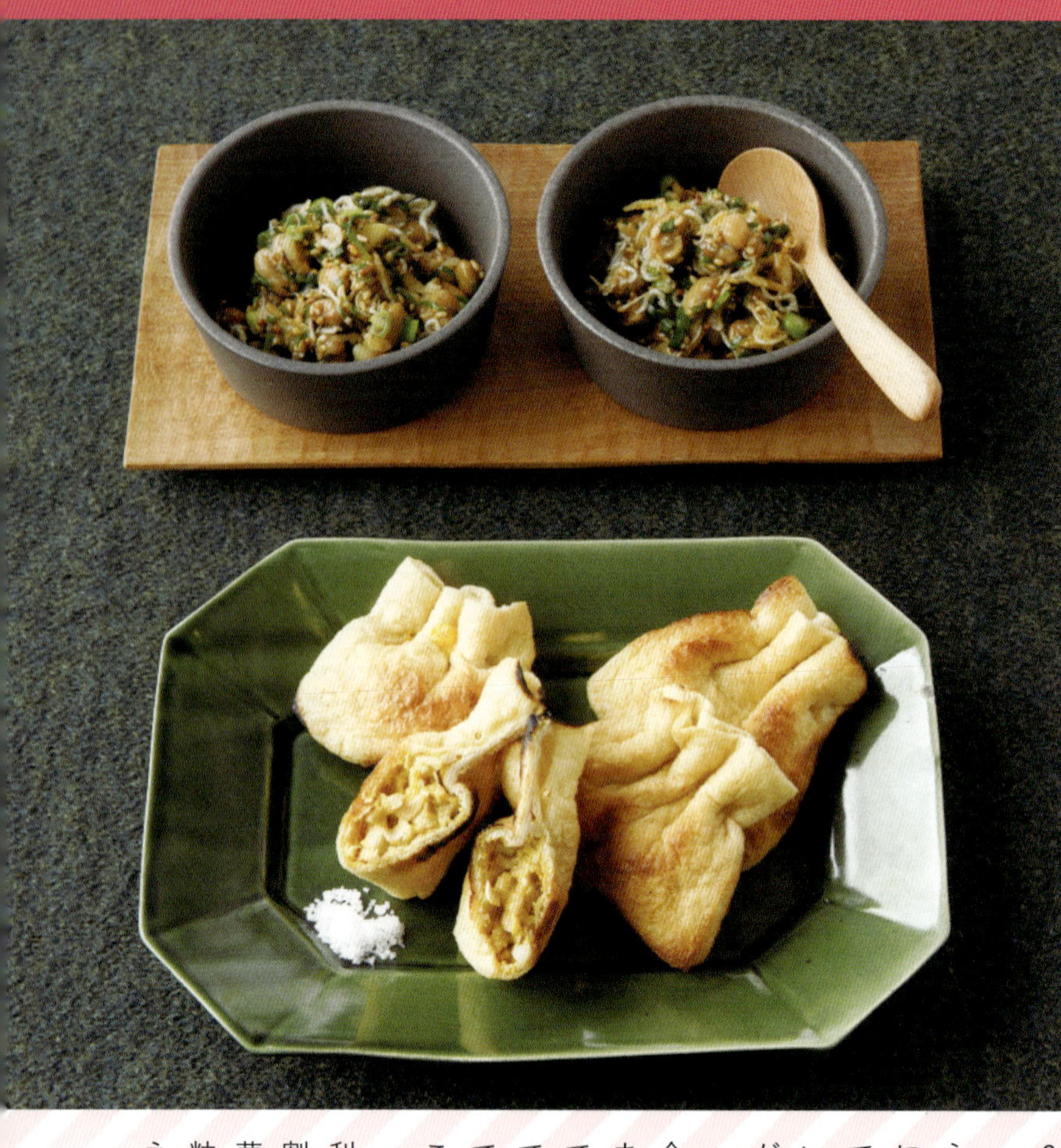

おすすめのミネラル食材

納豆

カルシウム・マグネシウム・鉄・カリウム

納豆は、100g中にカルシウム90mg、マグネシウム100mg、鉄3.3mg、カリウム660mgを含むミネラル食材です。

加工食品の製造工程や、土壌の変化で、ミネラル不足に陥っている現代食ですが、食卓に納豆を足すだけで、手軽にミネラルが補給できます。チリメンジャコや松の実、ゴマなど、いろいろな具材を混ぜると、さらにミネラルがアップし、副菜の1品としても充実します。

納豆はたんぱく質が豊富で、しかも体内で合成できない必須アミノ酸がバランスよく含まれるため、良質なたんぱく質の補給源としても役立ちます。さらに、納豆は発酵によって、大豆の栄養価を引き出している「発酵食品」でもあるため、腸内細菌のバランスを整えることにも役立ちます。

ひき割り納豆、粒納豆、どちらもそれぞれ利点があります。大豆を砕いて作られるひき割り納豆は、表面積が大きくなるため、納豆菌による分解がより進みやすくなりますし、粒納豆は、切り口からの損失がないため、ミネラルがひき割り納豆より多く残っています。

具だくさん納豆

材料（2人分）

納豆（粒）…1パック
チリメンジャコ…8g
松の実…4g
干しアミエビ…3g
ゴマ…3g
アサツキ（小口切り）…10g
粒マスタード…小さじ1/3
大葉（千切り）…1枚分
［自家製タレ］
ゴマ油…小さじ1
エゴマ油、しょうゆ、梅酢…各小さじ1/2

❶納豆に全ての具材（自家製タレ以外）を加えて混ぜる

❷自家製タレの材料を混ぜて①に加え、よく混ぜる

納豆の包み焼き

材料（2人分）

納豆（ひき割り）…1パック
卵黄…1個
ネギ（みじん切り）…10g
ラー油…数滴
しょうゆ…小さじ1
油揚げ…2枚
パスタ…20cm（1つにつき5cmずつ使用）
塩…適量

❶納豆に卵黄、ネギ、ラー油、しょうゆを入れて混ぜる

❷油揚げを半分に切り、①を中にそれぞれ詰める

❸②の口をパスタで留めて、魚焼きグリルで、表面が色づくまで焼く

❹口のパスタを外して器に盛り、塩を振っていただく

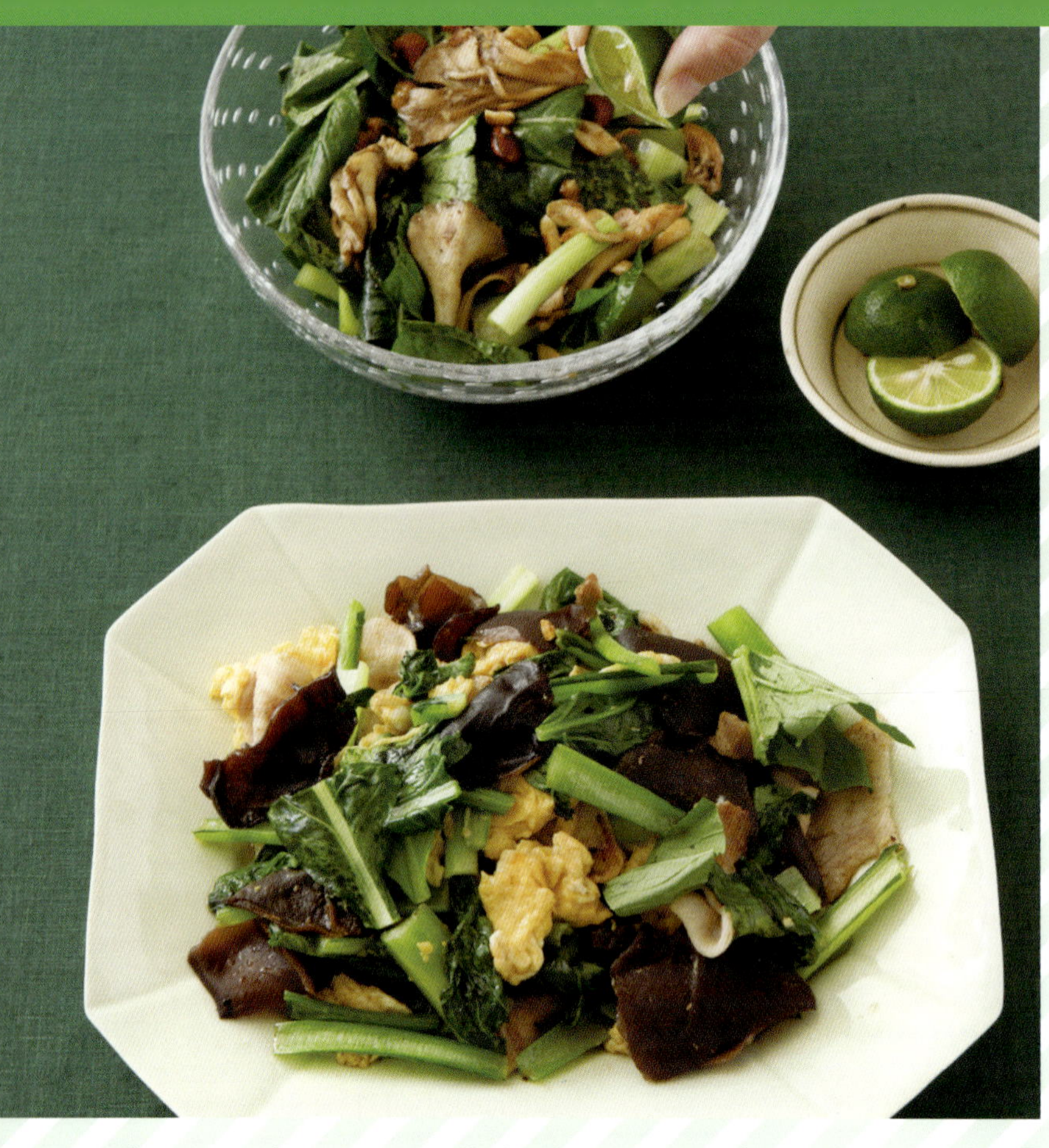

おすすめの
ミネラル食材

小松菜

カルシウム・カリウム・鉄

小松菜は、カルシウムなどを多く含む、冬の食卓に欠かせないミネラル食材です。小松菜は、カルシウムの含有量が100gあたり170㎎と、野菜ではトップクラス！　なんとホウレンソウの3倍にもなります。

他にも体内の余分な塩分を排泄して血圧を下げる働きのあるカリウム（100g当たり500㎎）や貧血防止に役立つ鉄（100g当たり2・8㎎）も多く含みます。さらに、メチレーション回路を働かせるのに役立つ葉酸や、ビタミンC、βカロチンも豊富です。

ホウレンソウと違い、下ゆでしてあく抜きする必要がない小松菜は、生のままか、おひたしもさっとお湯にくぐらせる程度にするなど、加熱しすぎないのが調理のコツ。そうすることで、加熱によって失われやすいビタミンや酵素などの栄養も、しっかりとれます。

豊富なカルシウムをより効率的に利用しやすくするために、ビタミンDを多く含むキノコ類（キクラゲ、干しシイタケなど）、ビタミンCが豊富なかんきつ類、梅や酢などの酸を含む食材と組み合わせるのがお勧めです。

小松菜サラダ

材料（2人分）

小松菜…1/2袋
マイタケ…1/2パック（60g）
素焼きミックスナッツ…30g
米油…小さじ2

Ⓐ
- 天然だし粉末（※）…小さじ1
- しょうゆ…大さじ2
- 酢…大さじ1

スダチ…1～2個

❶小松菜はひと口大に切る。マイタケはひと口大にさく

❷フライパンに米油を熱し、マイタケとナッツを炒め、マイタケがしんなりしたら、Ⓐを加えて火を止める

❸小松菜を加え、ざっくり混ぜて器に盛り、スダチをしぼる

※天然だし粉末の作り方は225ページ参照

小松菜のムースロー

材料（2人分）

小松菜…1/2袋
キクラゲ（乾燥）…6g
豚バラ薄切り肉…100g
塩、コショウ、酒…各少々
卵…2個
塩、コショウ…各少々
オイスターソース、酒…各小さじ1
米油…大さじ1＋小さじ1

❶小松菜はひと口大に切る。キクラゲはたっぷりの水で戻して石づきを取り、ひと口大にちぎる

❷豚バラ肉はひと口大に切り、塩、コショウ、酒をからめておく。卵は塩、コショウを加えほぐしておく

❸オイスターソースと酒は混ぜておく

❹フライパンに米油大さじ1を熱し、熱々になったら②の卵を流し入れて大きくかき混ぜ、半熟の状態で皿に取り出す

❺フライパンに米油小さじ1を足し、豚肉を炒める。肉の色が変わったら、キクラゲを加え、④の卵を戻し、③を回しかけ、最後に小松菜を加えてざっくり炒める

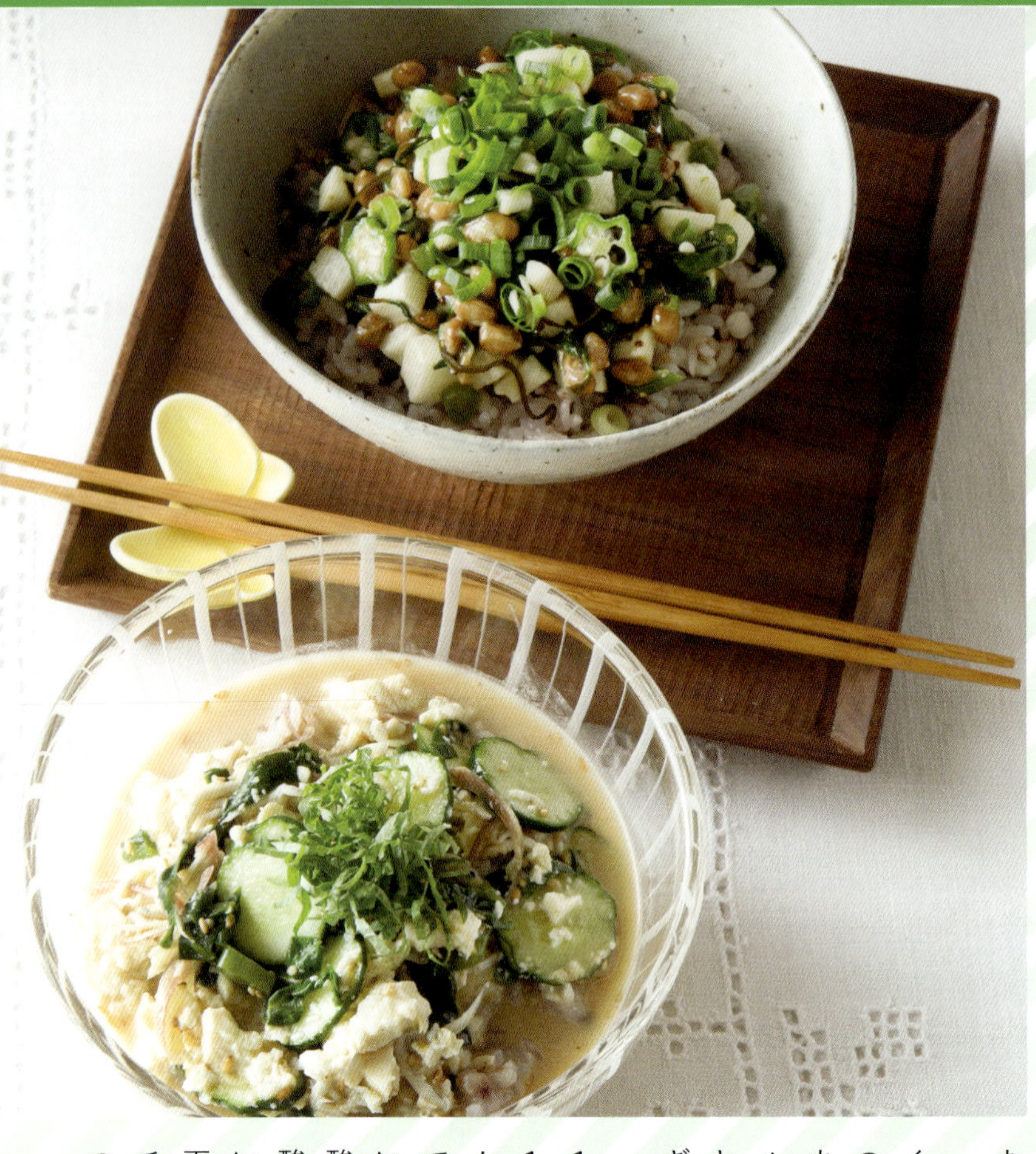

おすすめのミネラル食材

つるむらさき

カルシウム・マグネシウム

つるむらさきは夏に旬を迎える葉物野菜で、カリウム、カルシウム、マグネシウムなどを含むミネラル食材です。

カルシウムは、骨や歯の材料となるだけでなく、血液や筋肉内、細胞内にも存在して、筋肉の収縮作用や精神の安定作用などに関わっています。マグネシウムは、筋肉細胞に入り込むカルシウム量を調整して筋肉の収縮を促したり、とりすぎたカルシウムが血管壁にたまるのを防ぎ、動脈硬化を予防したりする働きがあります。

カルシウムとマグネシウムの摂取量は、2：1がベストとされています。つるむらさきには100mg中カルシウムが150mg、マグネシウムが67mgと、理想的な比率に近い割合で含まれています。また、つるむらさきは、皮膚を丈夫にして粘膜を健康に保つビタミンAや、強い抗酸化作用を持つビタミンC、β-カロテンや葉酸などのビタミン類も豊富です。葉酸は、代謝にとって大変重要な役割があり、細胞の生産や再生を助けます。発達障害に密接に関係するメチレーション回路の出発点に位置する栄養素なので、不足しないように摂取しましょう。

つるむらさき入りネバネバ丼

材料（2～3人分）

つるむらさき…60g
ナガイモ…80g
オクラ…2～3本
納豆…1パック(40g)
刻みコンブ…2g
しょうゆ…小さじ1
オリーブ油(エキストラバージン)…小さじ1
酢…数滴
粒マスタード…小さじ1/2
雑穀ごはん…適量
アサツキ(小口切り)…適量

❶つるむさらきはゆでて細かく切る。ナガイモは5㎜角に切り、オクラはゆでて薄い輪切りにする

❷①と残りの材料（ごはんとアサツキ以外）を全て混ぜ合わせる。

❸器にごはんを盛り、②をかけ、アサツキをのせる

つるむらさきの冷や汁風

材料（2～3人分）

水…400㎖
煮干し(手でちぎっておく)…5g
コンブ(1㎝角に切る)…1g
つるむらさき…40g
キュウリ…1本
ミョウガ…2個
木綿豆腐…半丁

Ⓐ
- みそ…大さじ2
- ちりめんじゃこ…12g
- 白練りゴマ・白すりゴマ・白炒りゴマ…各大さじ1
- ゴマ油…小さじ2
- 塩…小さじ1/3

雑穀ごはん(冷ましておく)…適量
青ジソ(千切り)…3枚

❶鍋に水、煮干し、コンブを入れて火にかける。沸騰したらすぐ火を止め、粗熱が取れたら冷蔵庫で冷やしておく（だしがらも具材として食べるので、そのまま入れておく）

❷つるむらさきはゆでて細かく刻む。キュウリは薄い輪切りに、ミョウガは千切りにする。豆腐は水気を切り、手でつぶす

❸器にⒶを入れて混ぜる。全体が混ざったら、①と②を加えて混ぜ合わせる。ごはんにかけて、青ジソをのせる

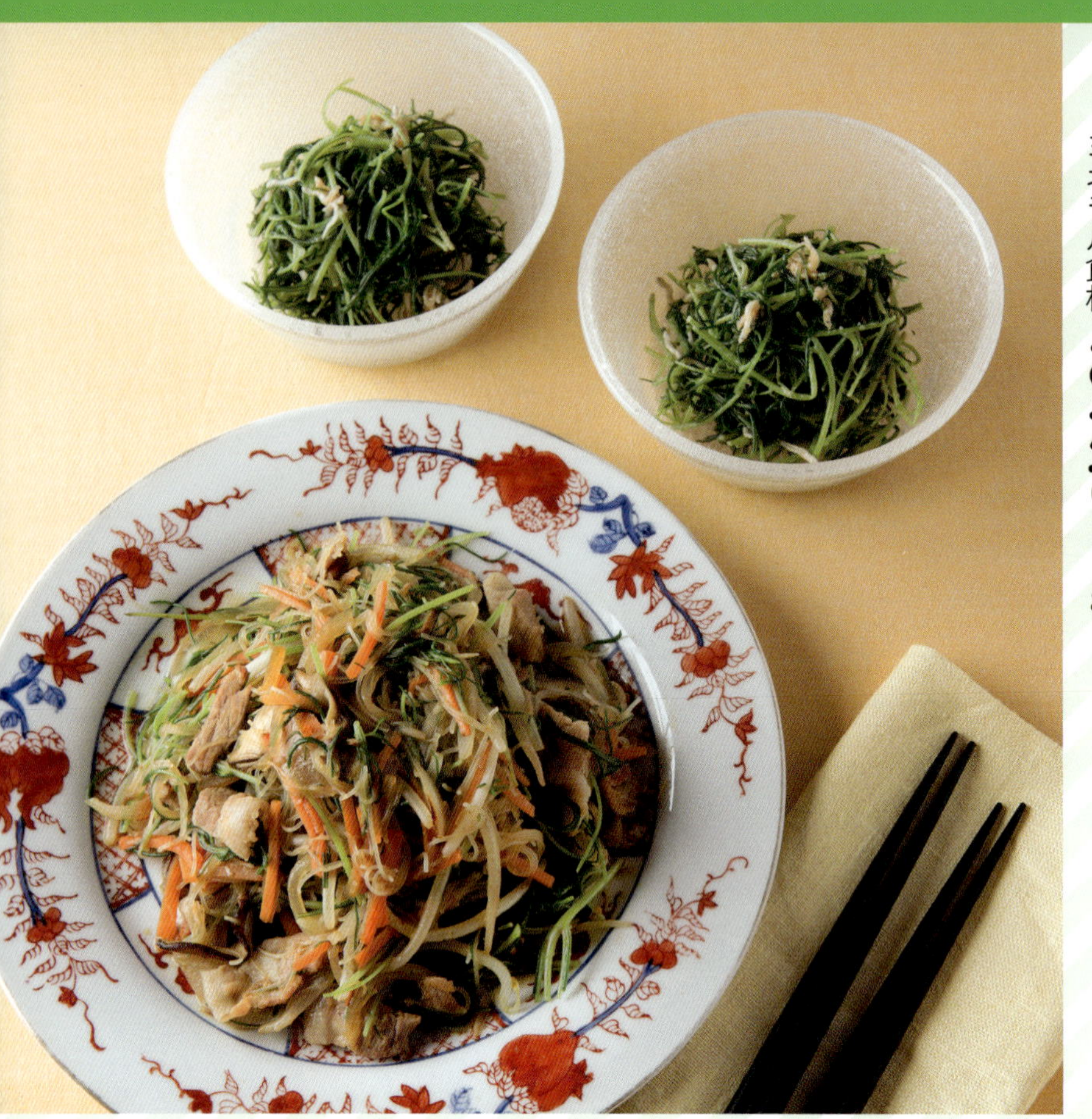

おすすめのミネラル食材

おかひじき

カリウム・カルシウム・鉄

おかひじきは、海藻ではなくアカザ科の野菜で、陸上（おか）に生えて、ひじきに似ていることから、こう呼ばれます。カリウムを100g中680㎎と豊富に含みます。

現在、加工食品の加工工程や土壌の変化などにより、食事でとれるミネラルが不足しがちですが、なかでも、水煮食品の増加によるカリウムの減少は顕著です。カリウムは水溶性なので、水に溶け出してしまうからです。生の状態で100g中320㎎含まれるカリウムが、水煮食品では8㎎しか残っていないという実測調査もあります（ゴボウのデータ・NPO法人食品と暮らしの安全基金調べ）。カリウムの損失を防ぐため、おかひじきをゆでるときは短時間にしましょう。

おかひじきには、カルシウムやマグネシウム、鉄分なども含まれます。さらにβ‐カロテンも含まれているので、強い抗酸化作用で活性酸素の害を抑えてくれます。β‐カロテンは、体内で必要量に応じてビタミンAに変換され、粘膜や皮膚、免疫機能を正常に保ったり、視力を維持したりする働きもあります。

おかひじきとじゃこのゴマダレ和え

材料（作りやすい分量）

おかひじき…100g
ちりめんじゃこ…5g
［ゴマダレ］
白練りゴマ…大さじ1
みりん…小さじ1
しょうゆ…小さじ1/2

❶おかひじきはさっとゆで、ザルにあげる

❷ゴマダレの材料を混ぜる

❸①とちりめんじゃこを②であえる

おかひじきのビーフン

材料（2人分）

おかひじき…40g
ビーフン…70g
ゴマ油…大さじ1
ニンニク（みじん切り）…1片分
ショウガ（みじん切り）…3g
豚薄切り肉（一口大に切る）…50g
ニンジン（千切り）…30g
タマネギ（薄切り）…60g
生シイタケ（薄切り）…30g
モヤシ…40g
カレー粉…小さじ1
塩…小さじ1/3
［タレ］
水…75mℓ
オイスターソース…大さじ1/2
酒・みりん…各小さじ1/2

❶鍋に湯を沸かし、ゴマ油を数滴（分量外）落としてビーフンを3分ほどゆで、ザルに上げる

❷タレの材料を混ぜる

❸フライパンにゴマ油を熱し、ニンニクとショウガを炒め、香りが立ったら豚肉を入れて炒める。豚肉に火が通ったら、ニンジン、タマネギ、シイタケ、モヤシ、カレー粉、塩を加えてさらに炒める

❹③に①とおかひじき、②を加えて炒め合わせる

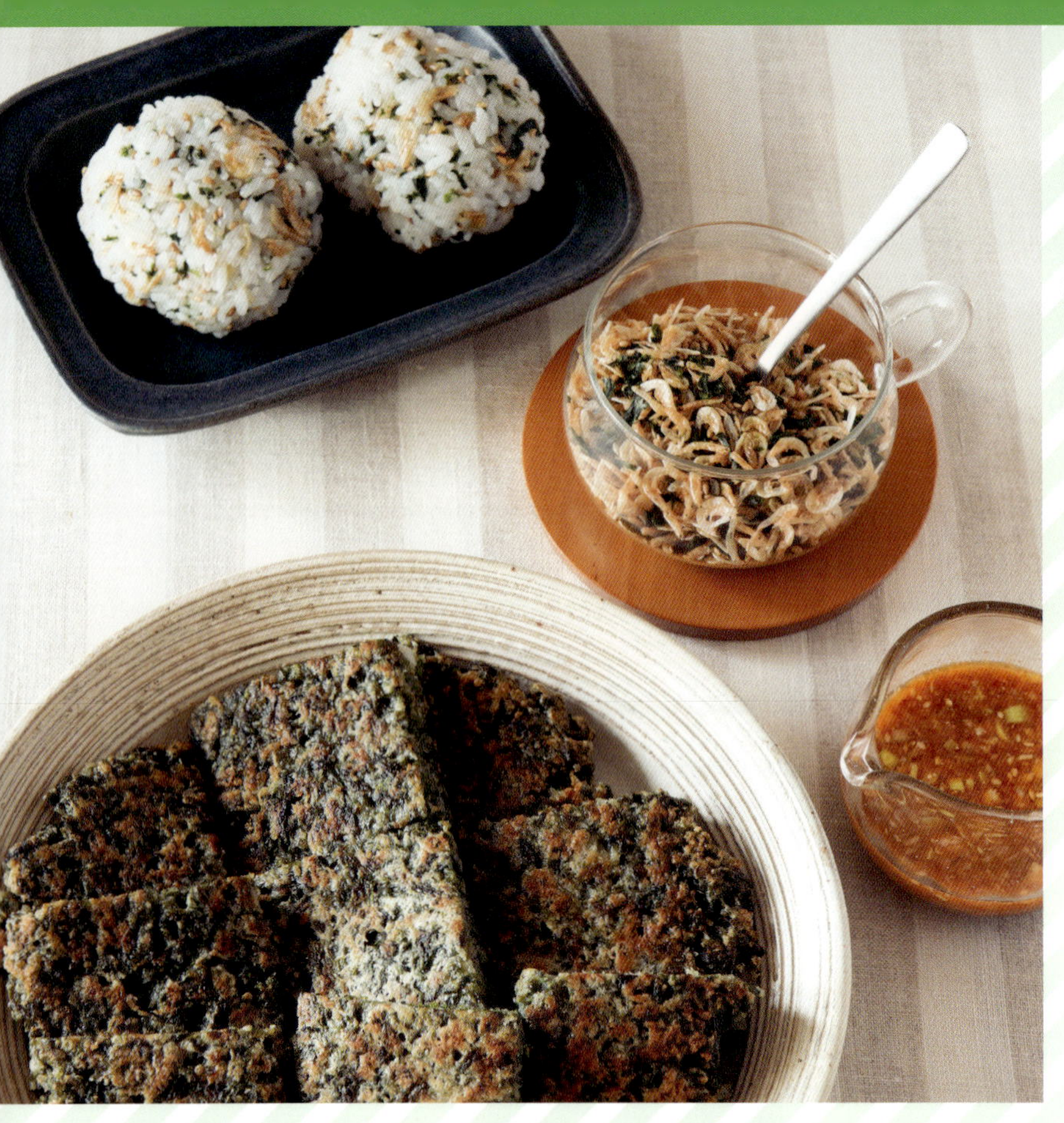

おすすめのミネラル食材

あおさ

マグネシウム・カリウム・カルシウム

足がつったり、まぶたの下がピクピクしたりすることはありませんか？　これらはマグネシウム不足のサインです。そんなときにお勧めなのが「あおさ」。100g中のマグネシウムはなんと3200mg。現代食の加工工程で失われがちなミネラル補給に最適です。

マグネシウムは骨や歯の形成、筋肉の収縮、神経情報の伝達にかかわります。300種類以上の酵素の補因子としても重要な働きをしており、炭水化物（糖質）の代謝に必要な酵素の働きを助ける作用もあります。

カリウムも豊富なので、余分なナトリウムの排出を促します。食物繊維も豊富で、腸内環境を整えるのにも役立ちます。カリウムは水溶性なので、あおさを汁物に入れて、汁ごといただくのもお勧めです。

あおさには、カルシウムも100g中に490mg含まれています。カルシウムの吸収率を上げるには、カルシウム：マグネシウム＝2：1がベストの割合なので、カルシウムの多いゴマやサクラエビなどと組み合わせると、カルシウムの吸収が高まります。

あおさふりかけ

材料（作りやすい分量）

干しアミエビ…20g
塩…4g
あおさ（粉末）…10g
炒りゴマ…20g

❶干しアミエビと塩をフライパンに入れて炒る

❷火を止め、あおさ粉末と炒りゴマを加えて混ぜる

※ごはんにかけるほか、青菜のおひたしなどにかける、あえ物に加えるなど、いろいろに使えるので、作っておくと手軽にミネラルを補給できる。ごはんに混ぜ込んで、おにぎりにしてもおいしい

あおさとレンコンのチヂミ

材料（作りやすい分量）

【生地】
レンコン…150g
ニンジン…10g
片栗粉…80g
水…130㎖
卵…1個
天然だし粉末（※）…大さじ1
塩…小さじ1
あおさ…20g
ゴマ油…小さじ1

【タレ】
しょうゆ…大さじ1
酢…小さじ2
ゴマ油…小さじ2
すりゴマ…小さじ1
刻みネギ…小さじ1
ラー油…少々

❶レンコンとニンジンを皮つきのまますりおろす

❷①に片栗粉、水、卵、天然だし粉末、塩を入れてよく混ぜる

❸②にあおさを細かくちぎって加え、混ぜる

❹フライパンにゴマ油を引き、③を薄く伸ばして焼く

❺タレの材料を合わせ、④をつけていただく

※天然だし粉末の作り方は225ページ参照

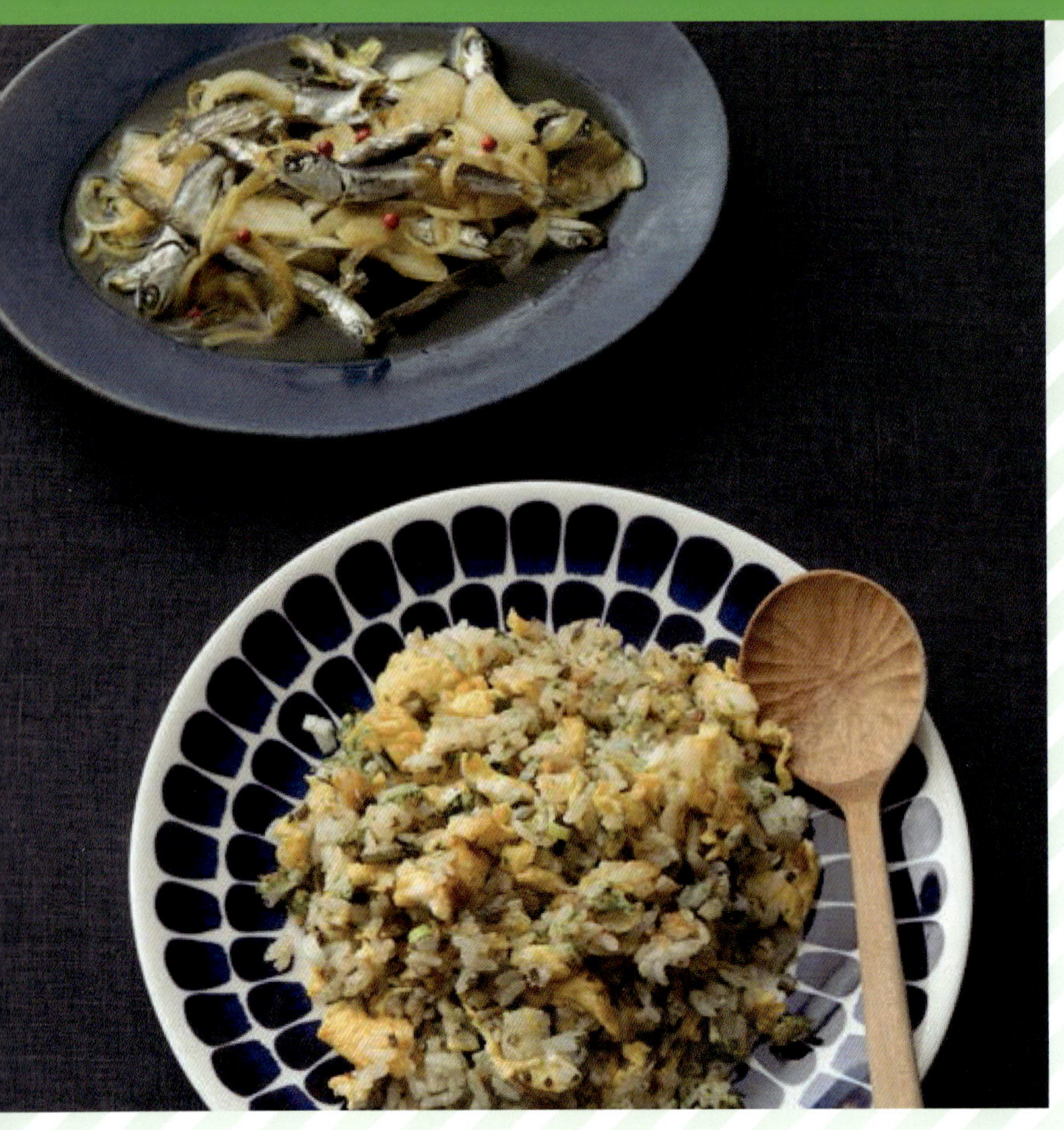

おすすめの
ミネラル食材

煮干し カルシウム・鉄・亜鉛

ミネラル食材として「煮干し」はお勧めです。「カタクチイワシ」のほか、マイワシやウルメイワシ、トビウオなど、種類により味わいもさまざま。室町時代にはすでに使われていたといわれる、日本人になじみ深い食材です。

カタクチイワシの煮干しの場合、カルシウムは100g中2200mg、鉄は18mg、亜鉛は7.2mg含まれ、ミネラル補給に欠かせません。また、カルシウムの吸収促進を促すビタミンDや、必須脂肪酸で記憶力や学習能力の向上に役立つDHA、体内の血液の巡りをスムーズにするEPAも含まれています。カルシウムの体内への吸収をよくするために、酢や梅干しとの食べ合わせも意識しましょう。

煮干しをだしとして使うときは、一晩水につけておく水出し法や、鍋で煮出す方法がありますが、ポイントは「だしがらを捨てずに活用すること」。

だしがらには、ミネラルなど栄養成分が残っています。ですから、そのまま具材としたり、刻んで他の料理や、つくだ煮などの保存食に活用し、余すことなくいただきましょう。また、多種類のミネラルをとるため、数種類の煮干しを組み合わせて使うのもお勧めです。

煮干しのカレーオイル漬け

材料（2～3人分）

タマネギ…1/4個（70g）
カレー粉…小さじ1/2
塩…小さじ1/2
煮干し（中～大）…20g
オリーブ油（エクストラバージン）…100㎖
ピンクペッパー…1.5g
カルダモンパウダー…1つまみ
酢…小さじ1/4

❶タマネギは薄くスライスし、カレー粉と塩をまぶす

❷タマネギがしんなりしたら、残りの材料を全部入れて漬け込む。半日ほど漬けたら食べられる

※煮干しはなるべく新鮮なものを使いましょう

だしがらチャーハン

材料（2人分）

だしがら…煮干し10g、コンブ10g
ニンニクしょうゆ
Ⓐ（生のニンニク40gをしょうゆ80㎖に漬け込んだもの）のニンニク…2片（8g）
Ⓐ漬けていたしょうゆ…小さじ2
ゴマ油…適量
酒…小さじ1
卵…2個
ごはん…軽く2膳（250g）
ネギ…5g
青のり…小さじ2
塩…小さじ1/3
天然だし粉末（※）…小さじ1/3

❶だしがらは水気を切って刻んでおく

❷Ⓐのニンニクをみじん切りにし、フライパンにゴマ油を引いて弱火で炒める

❸②に①とⒶのしょうゆ、酒を加えて炒め、水気を飛ばす

❹中華鍋にゴマ油を入れ、卵を割り入れて軽く炒める

❺④にごはんを足して、パラパラになるように炒める

❻⑤にみじん切りにしたネギと③を足して手早く炒め、青のりを振り入れ、塩と天然だし粉末で味を調える

※天然だし粉末の作り方は225ページ参照

おすすめのミネラル食材

カキ

亜鉛・鉄

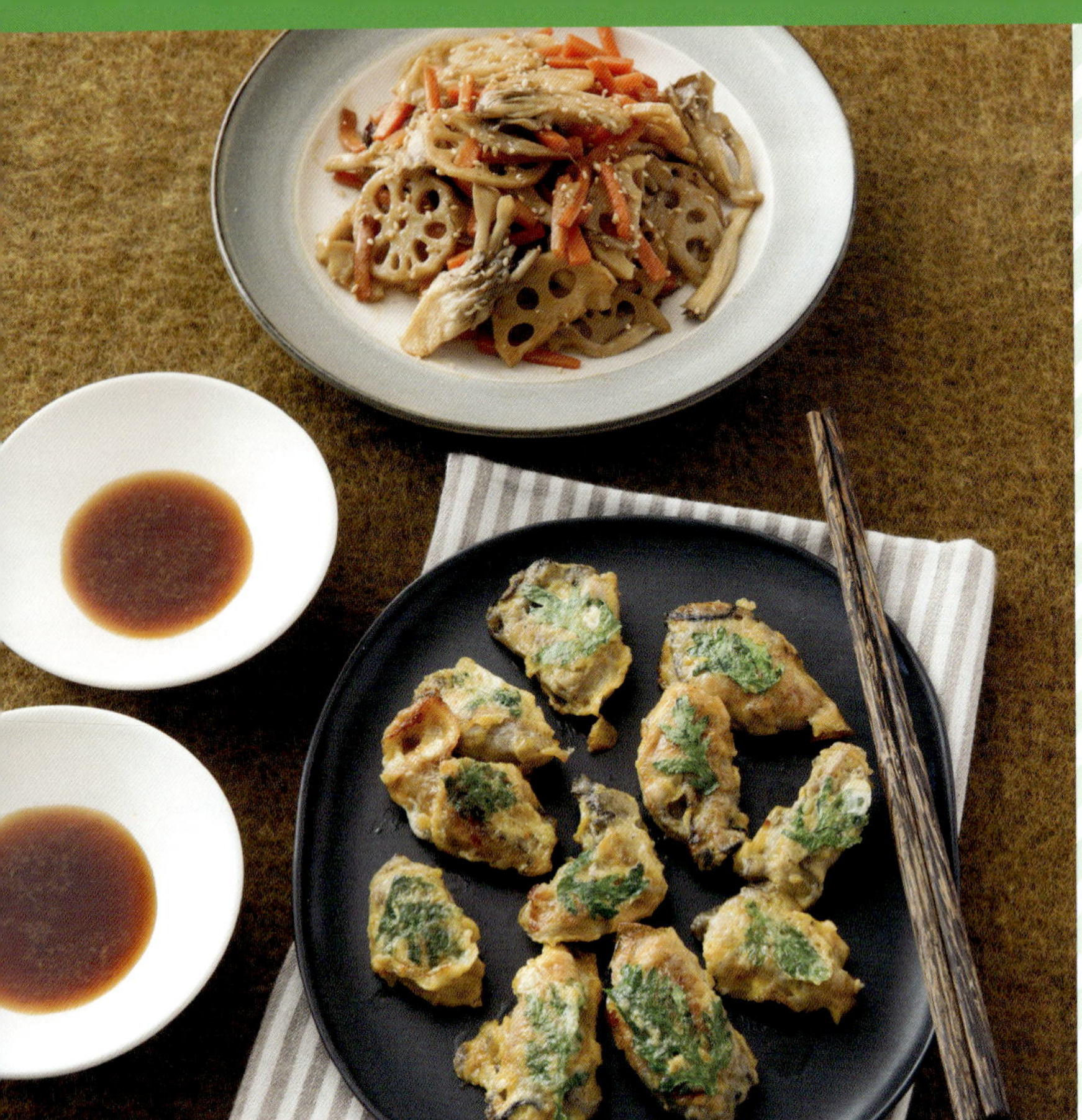

亜鉛や鉄をはじめとするミネラルの宝庫「カキ」。特に亜鉛を多く含み、100g中13・2㎎は、数ある食品の中でも断トツの含有量。亜鉛の1日の推奨量は、6〜7歳男児が5㎎、女児が4㎎ですから、カキ2〜3粒で1日分の亜鉛が充足できる計算です。

亜鉛は、約300種類もの酵素（化学反応を促進する物質）の重要な構成成分です。特に細胞が新しく作り変えられるときに不可欠のミネラルです。不足すると、成長不全、男性器の発育不全のほか、味覚異常、下痢、皮膚炎、脱毛、爪の異常などにつながる可能性があります。大人でも、肌や粘膜の荒れ、髪のパサつきなどが気になる人には、ぜひ意識してとっていただきたいミネラルです。

亜鉛はビタミンCと一緒にとると、吸収率がよくなるので、かんきつ類と組み合わせるのがお勧めです。煮汁に成分が溶け出すので、鍋や汁ものでは、煮汁ごといただきましょう。カキの旬の時期以外は、オイスターソースを活用しましょう。コクが増しておいしくなるうえ、ミネラル補給にも役立ちます。

オイスターきんぴら

材料（2人分）

マイタケ…1パック（100g）
レンコン…小1節（100g）
ニンジン…1/4本
赤トウガラシ（輪切り）…1/2本分
ゴマ油…大さじ1
オイスターソース、酒…各大さじ1
しょうゆ、酢…各小さじ1/2
白ゴマ…適量

❶マイタケは一口大に手で裂いておく。レンコンは薄い輪切り（大きい場合は半月切り）にする。ニンジンは太めの千切りにする

❷オイスターソースと酒を混ぜておく

❸フライパンにゴマ油を熱し、赤トウガラシ、ニンジン、レンコン、マイタケの順に加えて炒める

❹マイタケがしんなりしたら、②を加え全体を炒め合わせる

❺しょうゆ、酢を加えて味を調え、器に盛り、白ゴマを指でひねりながら振る

カキのジョン

材料（2人分）

カキ（加熱用）…8〜10粒
塩、コショウ…各ごく少々
薄力粉…大さじ1
ゴマ油…大さじ1〜2
溶き卵…小1個分
春菊（葉）…少々
〈つけダレ〉
レモン汁…大さじ1
しょうゆ…小さじ2
ニンニク（すりおろし）…少々

❶カキはよく洗い、ペーパータオルの上にのせてしっかり水気を切る。ごく軽く塩、コショウを振り、さらに全体に薄力粉をまぶしておく

❷フライパンにゴマ油を熱し、①を溶き卵にくぐらせて並べ入れ、両面を弱火でじっくり焼く

❸卵が固まったら、もう一度②のカキを溶き卵にくぐらせてから、両面を弱火でじくり焼く。これを数回くり返す

❹溶き卵が残り少なくなってきたら、春菊の葉を溶き卵にくぐらせ、③のカキにはりつけて弱火で焼く

❺タレの材料を全部混ぜ合わせ、④をつけながら食べる

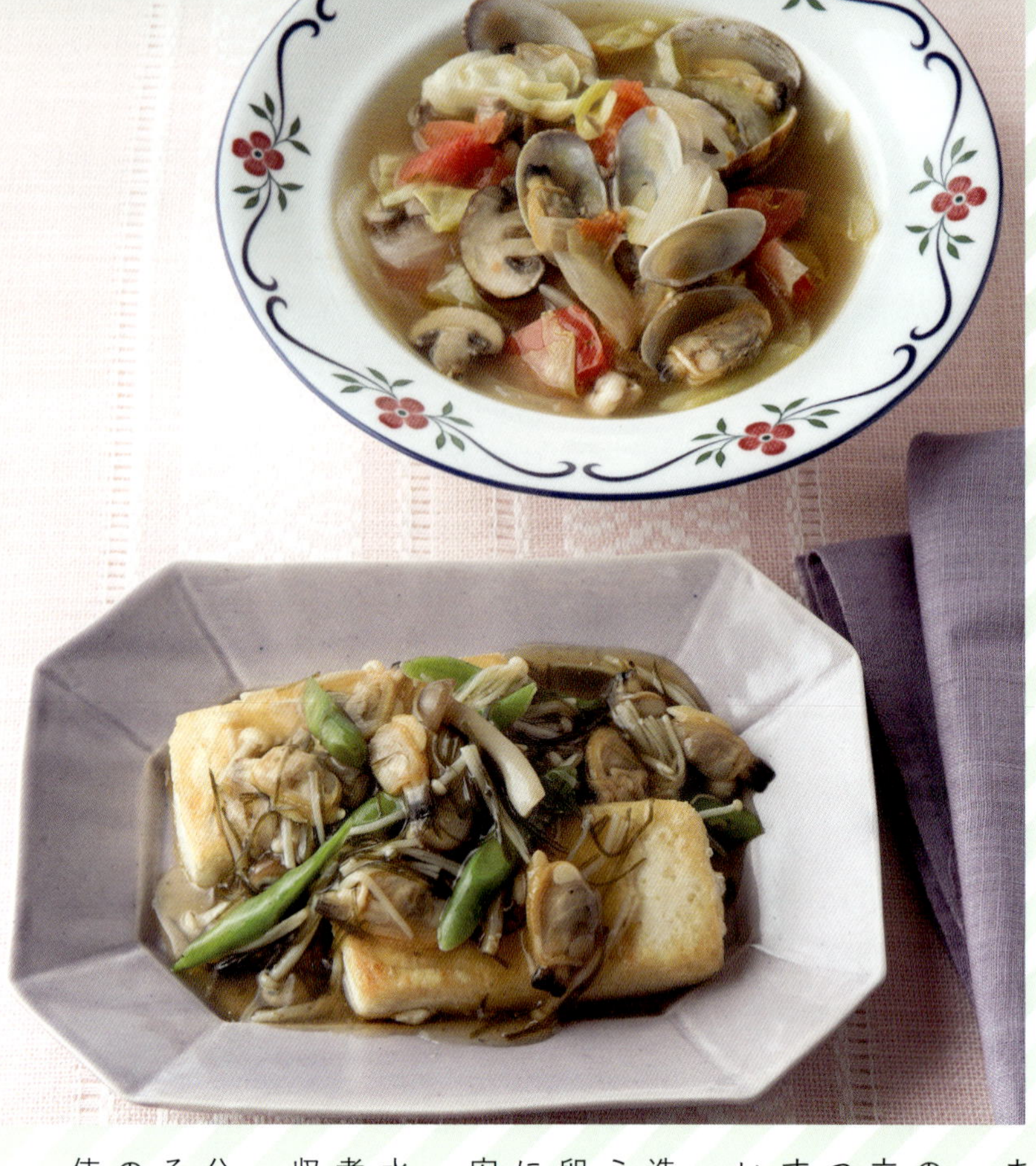

おすすめの
ミネラル食材

アサリ

カルシウム・マグネシウム・鉄

生のアサリには100g中カルシウムが66㎎、マグネシウムが100㎎、鉄が3・8㎎含まれ、ミネラル食材としてもお勧めです。

カルシウムやマグネシウムは、筋肉や骨格の形成にも欠かせません。不足すると貧血や、立ちくらみ、疲れやすさ、イライラなどにもつながる鉄分補給にも、活用したいところです。鉄は、そのままでは体内に吸収されにくいため、ビタミンCと一緒にとりましょう。

アサリには、赤血球の生成をサポートし、造血作用や神経の修復などの働きをするビタミンB12も含まれます。ビタミンB12はレバーや卵にも含まれますが、アサリはそれらの食材に比べると、コレステロールが少ないので、安心して食べることができます。

アサリに含まれるミネラルやビタミンは、水に溶けやすいので、みそ汁やスープなど、煮汁ごといただくと、余すことなく栄養を吸収できます。

なお、アサリの水煮缶詰は、製造工程で水分が抜けて栄養素が凝縮されます。しかし、その一方で化学調味料が添加され、ミネラルの吸収を阻害する食品添加物「リン酸塩」を使っている場合があるので注意が必要です。

アサリのトマトスープ

材料（4～5人分）

アサリ（生・殻つき）…350g
オリーブ油（エキストラバージン）…大さじ2
ニンニク（みじん切り）…1片分
塩…小さじ1と1/2
水…400㎖
白ワイン…50㎖
鶏もも肉（一口大に切る）…100g
Ⓐ
- タマネギ（薄切り）…150g
- キャベツ（一口大に切る）…150g
- マッシュルーム（生・薄切り）…70g
- トマト（一口大に切る）…大2個（350g）

コショウ…適量

❶フライパンにオリーブ油大さじ1を熱し、ニンニク、アサリ、塩小さじ1/2を加えて炒める

❷①に水、白ワイン、鶏もも肉を加えて煮る。鶏肉に火が通ったら、Ⓐを加えてさらに煮る

❸野菜に火が通ったら、残りの塩、コショウで味つけして火を止め、残りのオリーブ油を回しかける

豆腐のアサリキノコあんかけ

材料（2人分）

アサリ（生・殻つき）…400g（※むき身で60g）
水…150㎖
Ⓐ
- コンブ（細切り）…2g
- シイタケ（薄切り）…10g
- エノキタケ（一口大に切る）…50g
- シメジ（一口大に切る）…10g

Ⓑ
- インゲン（斜め切り）…2本
- 天然だし粉末（※）…小さじ1/2
- 塩…小さじ1/3
- しょうゆ…小さじ1
- 酒・みりん…各小さじ1/2

くず粉（片栗粉でも可）…大さじ1～2
木綿豆腐…1丁　ゴマ油…大さじ2

❶鍋にアサリと水を入れて火にかける。アサリに火が通ったら、汁とアサリを分けて、むき身にする

❷鍋に①の汁とアサリむき身、Ⓐを入れて火にかける。具材に火が通ったら、Ⓑを加えて味を調え、水（分量外）で溶いたくず粉でとろみをつける

❸豆腐は1.5㎝くらいの厚さに切って片栗粉（分量外）をまぶし、ゴマ油を熱したフライパンで、両面を焼く

❹③に②をかけて、出来上がり

※天然だし粉末の作り方は225ページ参照

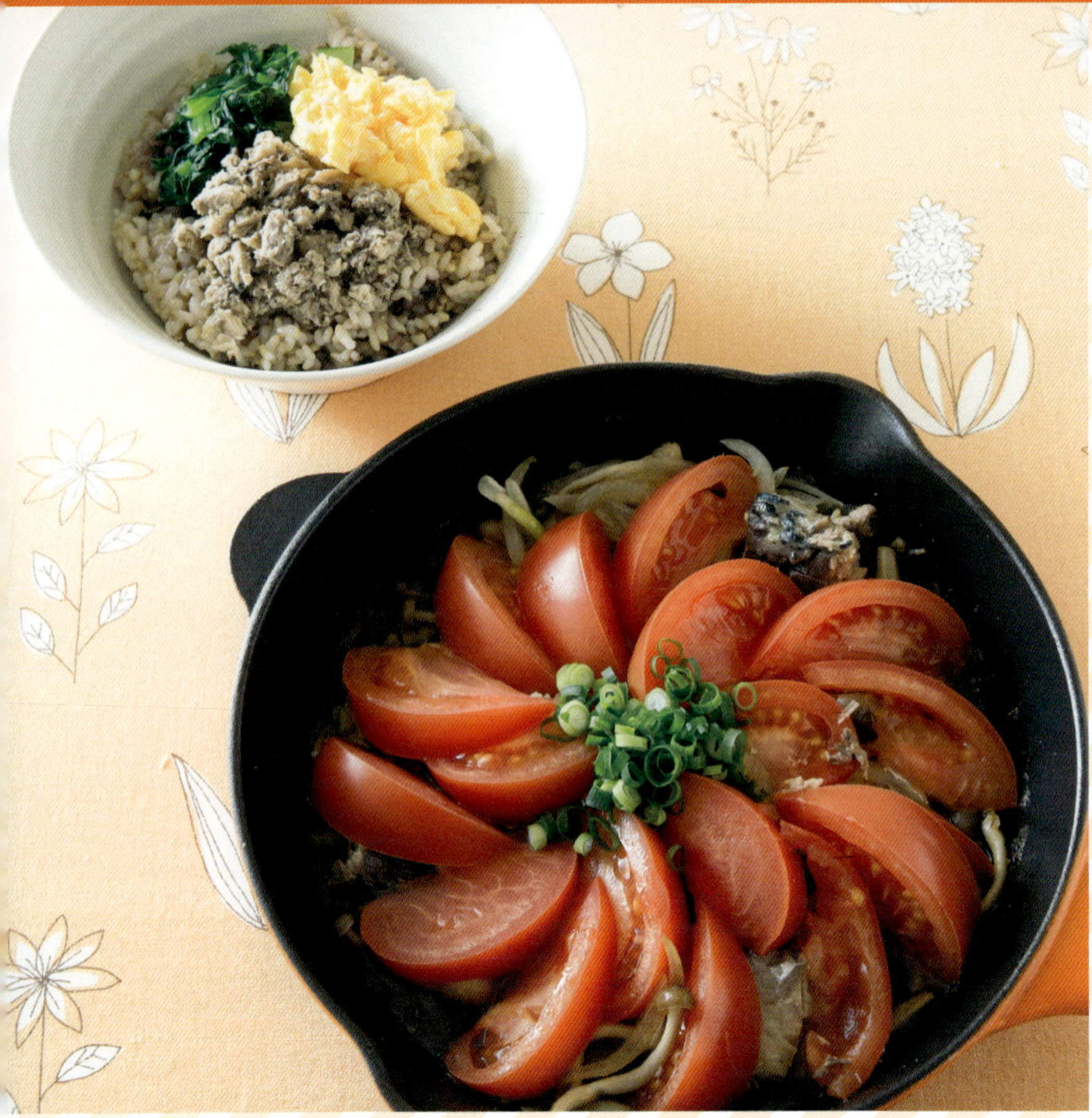

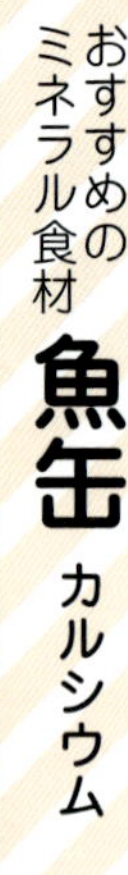

おすすめのミネラル食材

魚缶

カルシウム

魚はミネラル豊富な食材ですが、特に、魚缶は手軽にミネラルをとるのにお勧めの食材です。魚缶は、基本的には生魚の切り身を詰め、それをそのまま缶ごと殺菌・加熱して作られるので、栄養やミネラルが損なわれずに詰まっているからです。

缶詰にすると、骨も柔らかくなって食べらるので、カルシウムがとりやすいというメリトもあります。100g中のカルシウムの量を比較してみましょう。

生サバ　6mg　水煮缶　260mg
生イワシ　74mg　水煮缶　320mg

缶詰で骨ごと食べると、サバは生の40倍、イワシは4倍のカルシウムをとれるのです。

また、青魚には、脳や神経の材料となるDHAや、血液をサラサラにする作用もあるEPAが豊富ですが、これらも生の魚より魚缶のほうが多く含まれています。

魚缶を料理に使う場合は、栄養分を余すことなくとれるよう、汁ごと使いましょう。なお、魚が嫌いでも、魚缶をそぼろ状にすると、抵抗なく食べられることがあります。この場合は、汁は別にしてしょうゆと混ぜ、調味料として他の料理に活用するといいでしょう。

イワシ缶の三色丼

材料（2人分）

イワシ水煮缶…1缶（150g）
ショウガ…3g
梅干し…大1個
イワシ缶の汁…小さじ1
Ⓐ しょうゆ…小さじ1
　 オイスターソース…小さじ1/3
　 みりん…小さじ1と1/2
小松菜…2株
卵…2個
塩…ひとつまみ
みりん…小さじ1
刻みのり…適宜

❶イワシ缶の水気を切る（汁は捨てずに残しておく）

❷ショウガはみじん切りに、梅干しは種を外して細かく刻む

❸フライパンにイワシ缶の汁を入れ、①と②を加えて炒める

❹③にⒶを全て入れ、水気が飛ぶまで炒める

❺小松菜は洗ってさっとゆで、水気を切って刻む

❻卵を器に割り入れ、塩、みりんを加えてよく混ぜる。鍋に入れて弱火にかけ、菜箸で焦がさないように全体をかき混ぜ、火が通ったら火を止め、余熱でよくかき混ぜる

❼④、⑤、⑥をごはん（分量外）にのせ、好みで刻みのりをかける

サバ缶のトマト蒸し

材料（2人分）

タマネギ…1/2個
シメジ…50g
ショウガ…6g
塩…小さじ1/4
オリーブ油…小さじ2
サバ水煮缶…1缶（150g）
トマト…中2個半
アサツキ…1/2本

❶タマネギは薄切りにする。シメジはほぐし、ショウガはみじん切りにする

❷フライパンにオリーブ油を引き、①と塩を入れて軽く炒めたら、サバ缶を汁ごと入れて混ぜ、ふたをして約2分加熱する

❸トマトを幅1.5㎝のくし切りにして、②の上に並べ、再びふたをして、トマトがしんなりするまで加熱する（約1～2分）

❹中央に、小口切りにしたアサツキを添える

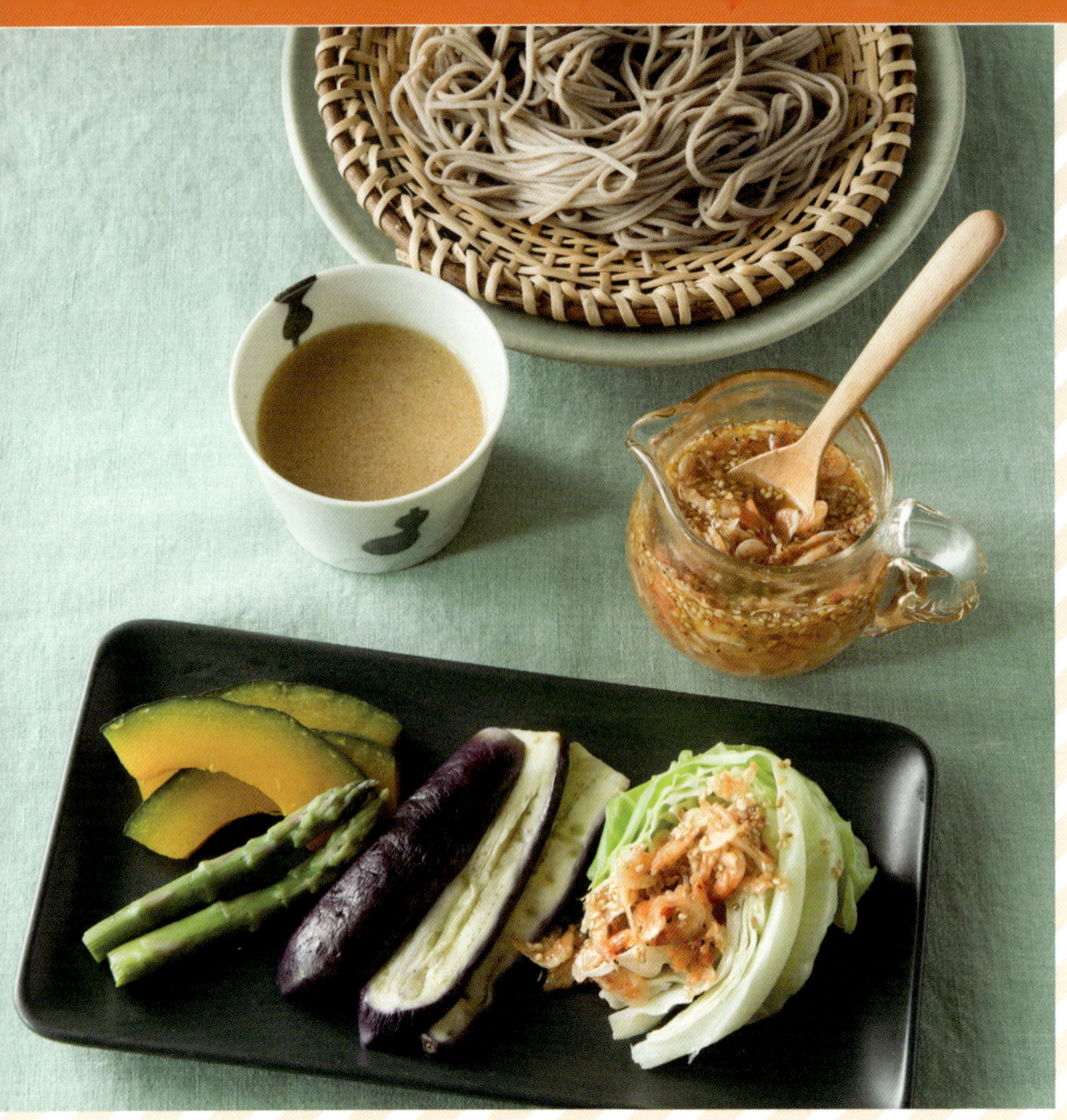

おすすめのミネラル食材

サクラエビ

カルシウム・マグネシウム・銅

小さな体ですが、頭から尾の先までミネラルや抗酸化成分がぎゅっと詰まっているサクラエビ。加工方法によって栄養素の量が異なります。特に豊富なカルシウムは、生では100g当たり680㎎、釜揚げは690㎎、素干しは2000㎎と、素干しでは生の3倍以上になります。カルシウムは、シラスやキノコ類に含まれるビタミンDや、酢などに含まれるクエン酸と一緒にとると、体への定着率や吸収率が上がります。

サクラエビは、体内の300種類以上の酵素の働きを助けるマグネシウムや、鉄や亜鉛、鉄の利用を高めて、ヘモグロビンの合成を助ける銅なども含んでいます。また、血液をつくる作用や末梢神経の機能維持に使われるビタミンB_{12}や、抗酸化作用が高く、紫外線のダメージから目を守る色素・アスタキサンチンも含んでいるので、血流の改善や、眼精疲労の改善効果も期待できます。

素干しサクラエビは、保存が効くのもメリット。ぜひ常備して、うま味や香りも楽しみながら、炒め物やスープ、サラダやおひたしなどにちょっと足して、毎日の食事でのミネラル補給源として活用しましょう。

サクラエビのつけ麺風

材料（1人分）

つけ汁

- サクラエビ（干しエビでも可）…15g
- ゴマ油…大さじ1
- 練りゴマ（白）…大さじ1
- みそ…大さじ1
- 天然だし粉末（※）…小さじ1/2
- しょうゆ…小さじ1/2
- 塩…小さじ1/3
- ニンニク（みじん切り）…半かけ
- ショウガ（みじん切り）…2g
- 水…200mℓ

ソバ（乾）…100g

❶サクラエビは細かく刻む

❷鍋にゴマ油を敷き、ニンニクとショウガを弱火で炒める。香りが立ったら、つけ汁の残りの材料を加えて煮立たせる

❸ソバを表示通りにゆで、冷水にさらすつけ汁につけていただく

※ソバのゆで汁にもミネラルが豊富なので、 最後につけ汁に入れて飲むとよい

※天然だし粉末の作り方は225ページ参照

サクラエビのオイルサワー漬け

材料（作りやすい分量）

- サクラエビ（干しエビでも可）…20g
- 酢…100mℓ
- オリーブ油（エクストラバージン）…50mℓ
- ショウガ（千切り）…3g
- 白ゴマ…大さじ1
- 塩…小さじ1/2

❶瓶などの容器に、酢とオリーブ油を入れて混ぜる

❷①に残りの材料を全て入れて混ぜる

※蒸し野菜やサラダ、ゆでた肉などにのせたり、スープに足したりなど、いろいろ活用できます

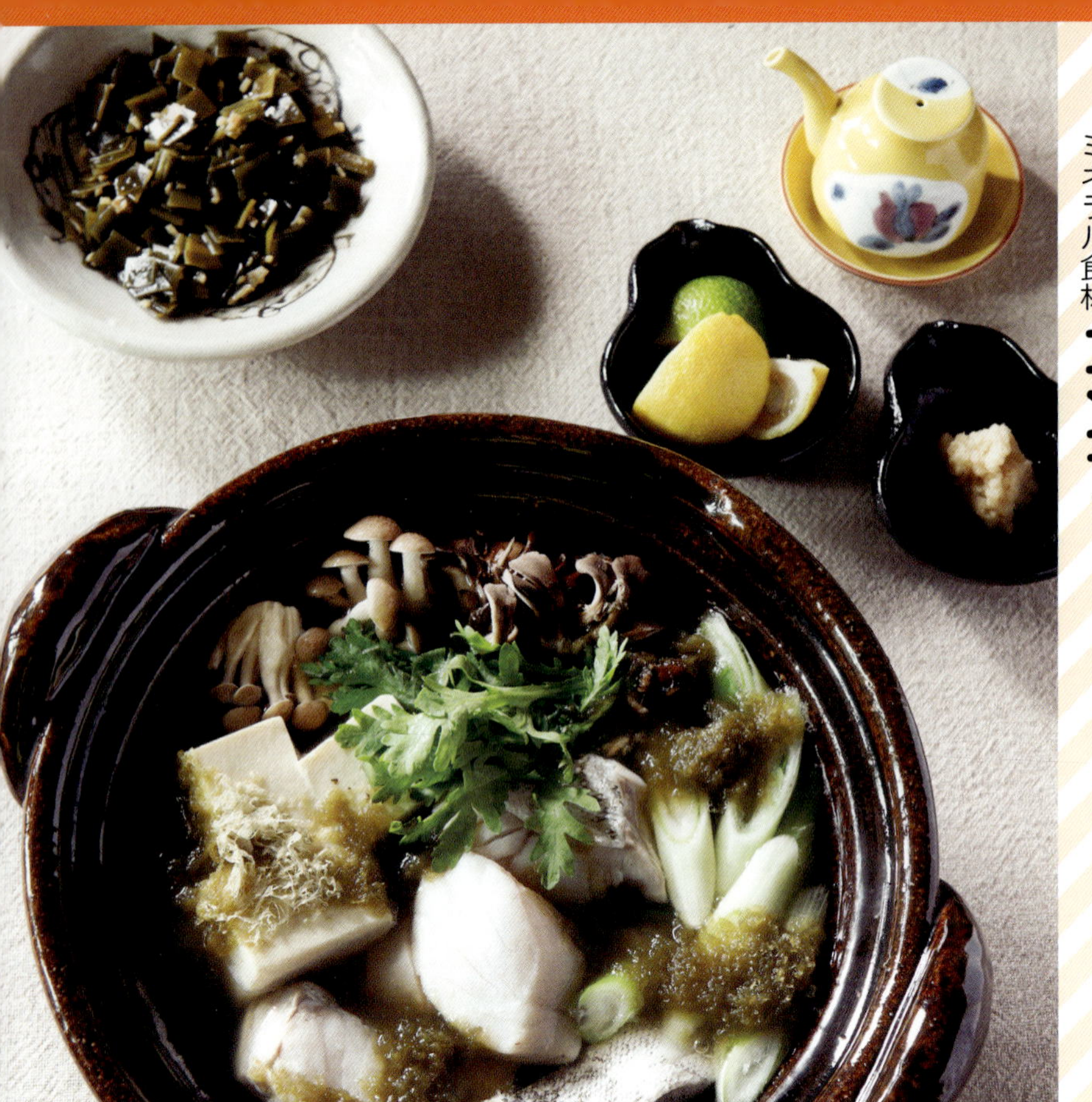

おすすめの
ミネラル食材

コンブ

カルシウム・マグネシウム・鉄・カリウム

コンブは日本では古くから活用されてきました。平安時代には、コンブが租税として指定され、朝廷が行う仏事や神事に欠かせないものでした。江戸時代には広く人々の日常の食へ浸透し、栄養を補う食品として、また貯蔵食品として、重要な役目を担っていました。

ミネラルも刻みコンブではカルシウム100g中940mg、マグネシウム720mg、鉄8・6mg、カリウム8200mgと豊富です。ミネラルは酢と一緒にとると吸収がよくなるので、コンブを酢に漬けた「酢コンブ」を常備すると、コンブも酢も活用できて便利です。

コンブには、アルギン酸やフコイダンなどの水溶性食物繊維も多く、乾燥重量の約10%含まれるといわれています。水溶性食物繊維は、腸内細菌の善玉菌のエサになり、糖質や脂質の吸収を抑え、コレステロール値の上昇を抑える役割もあります。ミネラル豊富で、腸にとってもうれしいコンブを、現代人の健康を支える食材として、ぜひ活用しましょう。

なお、コンブに含まれるヨウ素（ヨード）は、甲状腺の機能低下を招くこともあるので、食べすぎは禁物。特に、甲状腺疾患のあるかたは注意が必要です。

だしコンブのつくだ煮

材料（2～3人分）

コンブ…乾燥状態で15g
（だしがらで約50g。だしがらがない場合は、水につけて戻す）
だし汁…大さじ1
しょうゆ…大さじ1
みりん…小さじ2
酒…小さじ1
ショウガ（細かく刻む）…2g

❶コンブは1㎝角に切る
❷フライパンにだし汁、しょうゆ、みりん、酒、ショウガを入れて火にかける
❸ショウガに火が通ったら、①を加えて汁気がなくなるまで煮詰める

とろろコンブ鍋

材料（3～4人分）

水…1.5ℓ
塩…小さじ1
煮干し…5g
Ⓐ タラ（食べやすい大きさに切る）…220g（3切れ）
Ⓐ マイタケ（ほぐす）…80g
Ⓐ シメジ（ほぐす）…40g
Ⓐ 豆腐（6等分に切る）…1丁
Ⓐ ネギ（斜め切りにする）…50g
春菊（食べやすい長さに切る）…100g
とろろコンブ…10g
すりおろしショウガ、カボス、ユズ…適量
しょうゆ…適宜

❶鍋に水、塩、煮干しを入れて火にかける。沸騰したらⒶを入れてふたをし、火が通るまで煮る
❷具材に火が通ったら、春菊ととろろコンブを加えて火を止める
❸器に取り分け、すりおろしショウガやカボス、ユズなどでいただく。好みでしょうゆをたらしてもよい

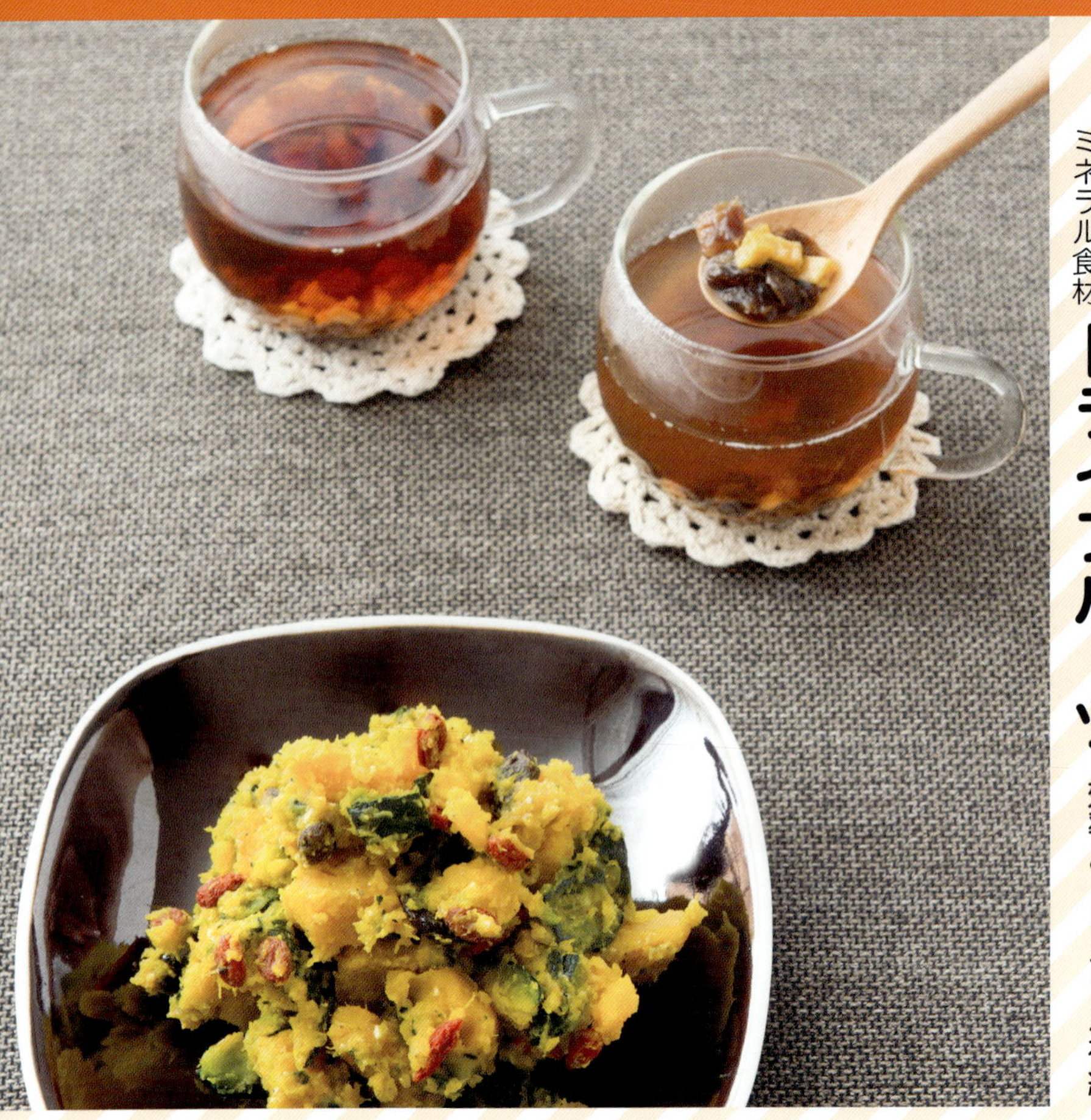

おすすめのミネラル食材

ドライフルーツ

効率よくミネラル補給

ドライフルーツには、生のフルーツに含まれる栄養がギュッと凝縮されているため、効率よくミネラル補給ができます。

特に手軽に使えるのが、レーズンです。生のブドウに含まれる鉄分が100g中0・2mgなのに対して、レーズンでは2・3mgと10倍以上。カリウムも、生のブドウの220mgに対して740mgと、3倍以上です。カリウムは、ナトリウムの排泄を促したり、水分を保持したりするなどの大切な働きをしています。

レーズン以外では、食物繊維が多く、1個で1日に必要な量をほぼ補える干し柿、カリウムやカルシウム、マグネシウム、鉄なども含むドライイチジクやデーツ、ビタミンやポリフェノールを含むクコの実などがお勧め。

ドライフルーツは食物繊維が豊富なので、血糖値の上昇速度を表すGI値でも、おおむねGI値55以下の低GI食品に分類されます。ですから、体に優しい甘味といえるでしょう。持ち運びもしやすいので、そのまま出先でのおやつにも、また、サラダやあえ物、デザートの素材としても活用できます。なお、選ぶときには、袋に記載されている表示を見て、添加物が加えられていないものにしましょう。

ドライフルーツティー

材料（1杯分）

紅茶…1杯（約200㎖）
デーツ…2個（約10g）
レーズン…10g
ドライマンゴー…5g

❶紅茶をカップに入れる

❷デーツ、レーズン、ドライマンゴーを適当な大きさに刻む

❸②を①に入れる

※ドライフルーツの甘味で、砂糖なしでいただけます。ドライフルーツも残さず食べましょう

ドライフルーツ入りカボチャサラダ

材料（2人分）

カボチャ…180g
みそ…小さじ1
麹甘酒（ストレート）…小さじ2
天然だし粉末（※）…小さじ1/3
塩…小さじ1/3
レモン汁…小さじ1/4
レーズン…10g
クコの実…5g

❶カボチャは皮ごと一口大に切り、蒸して熱いうちにつぶしておく

❷みそ、甘酒、天然だし粉末、塩、レモン汁を混ぜて①と合わせる

❸②にレーズンとクコの実を加えて混ぜる

※天然だし粉末の作り方は225ページ参照

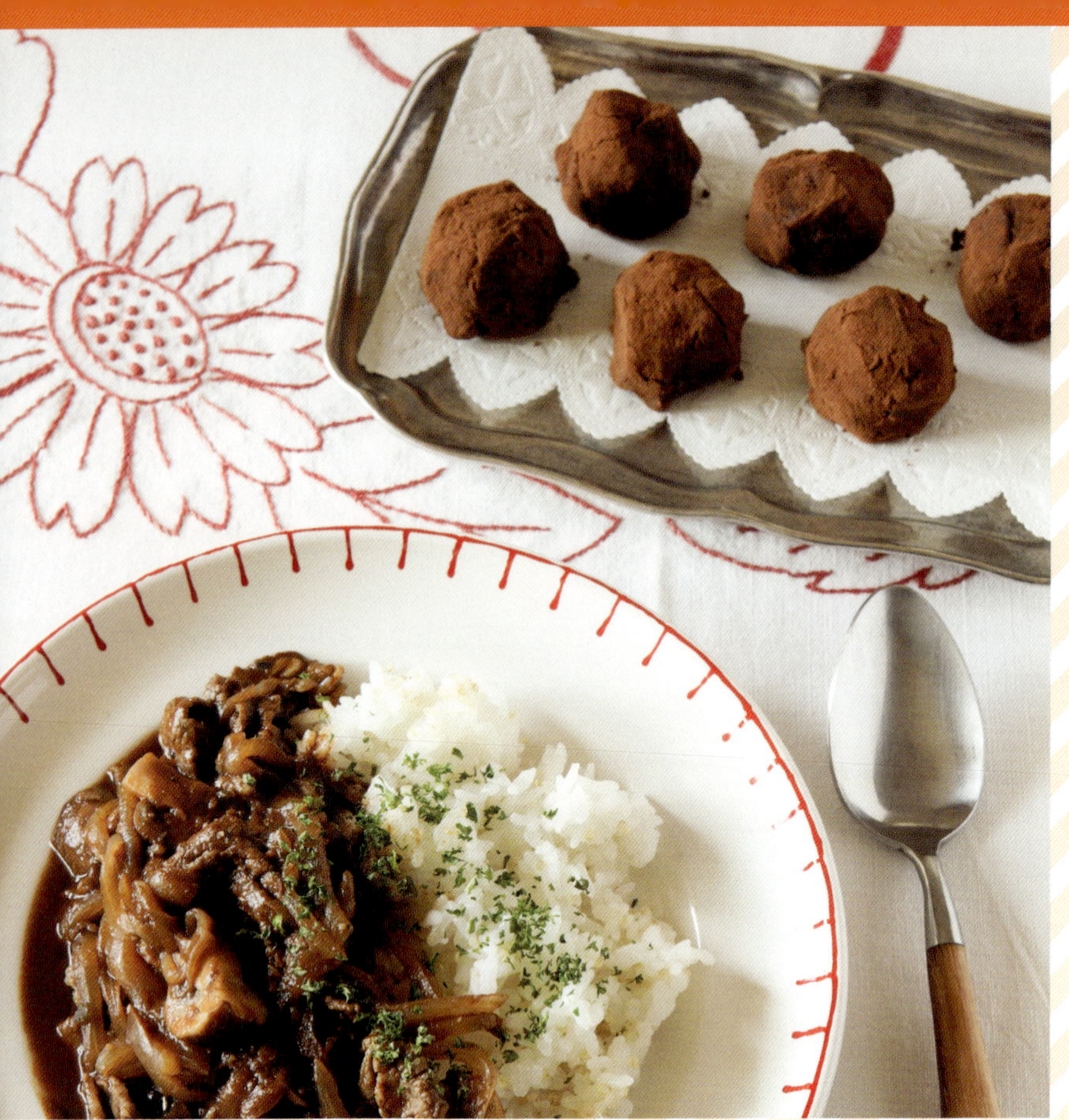

おすすめのミネラル食材

純ココア

カルシウム・マグネシウム・鉄ほか

寒い日に、ホットココアでほっと一息…。ココアには、カカオ豆100%のココアパウダー（純ココア、ピュアココア）と、ココアパウダーに砂糖やミルクを加えた調整ココアがありますが、健康のために使うなら、甘さの調整もできてミネラル成分も期待できる「純ココア」がお勧めです。

純ココアには、カルシウムやマグネシウム、鉄が豊富なうえ（100g中カルシウム140mg、マグネシウム440mg、鉄14mg、亜鉛7mg含有）、鉄の利用を高めて赤血球の合成を助ける銅も含んでいます。鉄と銅を一緒にとることができるので、貧血の予防や、丈夫な骨や皮膚をつくるコラーゲンの生成などにも役立ちます。

また、カカオポリフェノールや食物繊維も含むので、動脈硬化の予防や、腸内細菌のバランスを整える作用も期待できます。

鉄やマグネシウムなどのミネラルは、ビタミンCと一緒にとることで吸収率がアップします。ですから、サツマイモやかんきつ類のビタミンCとあわせたり、コク出しに料理に加えたりなど、純ココアを日常の食卓に活用してみましょう。

サツマイモの生チョコ風

材料（2人分）

サツマイモ…中1本（ふかした状態で150g）

Ⓐ
- アーモンドプードル…20g
- 純ココア…3g
- アーモンドミルク…大さじ1
- オリーブ油（エクストラバージン）…小さじ1
- 生クルミ（くだいておく）…20g
- レーズン（細かく切っておく）…10g

純ココア……適量

❶サツマイモをふかし、皮をむいてつぶす

❷①にⒶの材料を加えて混ぜ合わせる

❸②を丸め、まわりに純ココアをまぶす

ココア入りハヤシライス

材料（2人分）

ニンニク（みじん切り）…1かけ
米油…大さじ1
牛肉切り落とし（一口大に切る）…150g
タマネギ（薄切り）…1個
マッシュルーム（食べやすい大きさに切る）…120g
天然だし粉末（※）…5g
純ココア…3g
塩…3g
トマトジュース…200mℓ
水…100mℓ
ウスターソース…10g

❶鍋に米油を引き、ニンニクを弱火で炒める

❷①に牛肉、タマネギ、マッシュルームを加えて炒める

❸②に天然だし粉末、純ココア、塩を加え、弱火でよく炒める

❹③にトマトジュース、水、ウスターソースを加えて、軽くとろみがつくまで煮込む

※天然だし粉末の作り方は225ページ参照

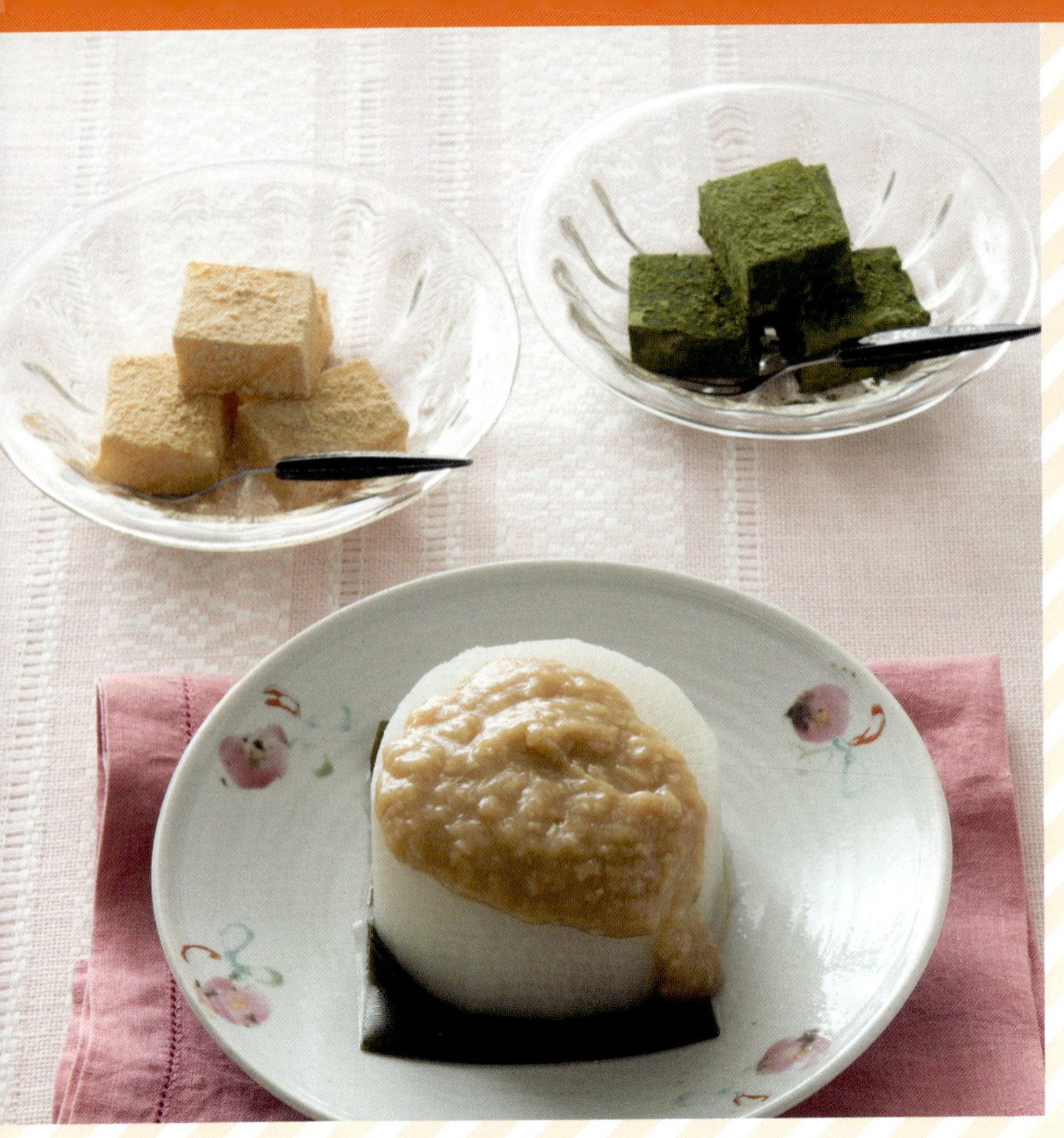

おすすめのミネラル食材

麹甘酒

ミネラルの吸収をよくする

私たちの体と心の健康に欠かせないミネラル。それを消化吸収するためには「元気な腸」でいることが欠かせません。最後に、腸を整え、食事でとったミネラルをより吸収しやすくする食材「麹甘酒」をご紹介します。

米と米麹から作られる麹甘酒は、豊富なオリゴ糖と食物繊維、ビタミンB群を含みます。オリゴ糖はそのまま大腸に届き、腸内環境を調える善玉菌のビフィズス菌をふやします。ビフィズス菌は、酢酸・プロピオン酸などの有機酸を生み出して腸内を弱酸性に傾けるため、カルシウムなどのミネラルが溶けやすくなり、体内へ吸収されやすくなるのです。

また、腸内の悪玉菌の活動が抑えられるので、腸の動きが活発になり、便秘や便臭の改善につながります。体内に存在する免疫細胞の7割が腸に集中するため、ミネラル吸収の面でも、免疫アップの面でもお勧めです。

麹甘酒は、そのまま飲むだけでなく、砂糖の代わりに調味料として使ったり、デザートの材料として活用したりすることもできます。市販されている甘酒を使うときには、甘味料などを添加していない、米と麹が原料のものを選びましょう。自家製甘酒もお勧めです

甘酒のわらびもち風

材料（3～4人分）

80℃以上のお湯…100㎖
粉ゼラチン…10g
麹甘酒（ストレート）…200㎖
きな粉…120g
粉緑茶…120g

❶ボウルにお湯を入れ、粉ゼラチンを入れて溶かしておく

❷①に甘酒を加えてよく混ぜ、トレーなどに入れて冷蔵庫で固める

❸②が固まったら、3㎝角に切って容器から取り出し、半量にきな粉、半量に緑茶をまぶす

甘酒の簡単みそ田楽

材料（2人分）

大根…500g
水…500㎖
コンブ…5g
塩…小さじ1/2
［甘酒みそダレ］
麹甘酒（ストレート）…100㎖
みそ…大さじ1
酒…大さじ1
しょうゆ…小さじ1
［水溶き片栗粉］
片栗粉…大さじ1/2
水…大さじ1

❶大根は皮をむき、輪切りにする。鍋に水、コンブ、塩、大根を入れて火にかけ、大根が柔らかくなるまでゆでる

❷甘酒みそダレの材料を小鍋に入れ、混ぜながら弱火で加熱する。沸騰したら水溶き片栗粉を入れて、とろみがつくまで混ぜる

❸①の大根を器に盛り、②をかける

※大根の皮はきんぴらなどの料理に、ゆで汁はみそ汁などに使うとよい

絵画で見る発達障害が食事で改善したケース

ここでは、「子どもの脳と体を守るレシピ」を実践する前と後に書いた絵画をご紹介します（健ちゃん・172ページの例）。

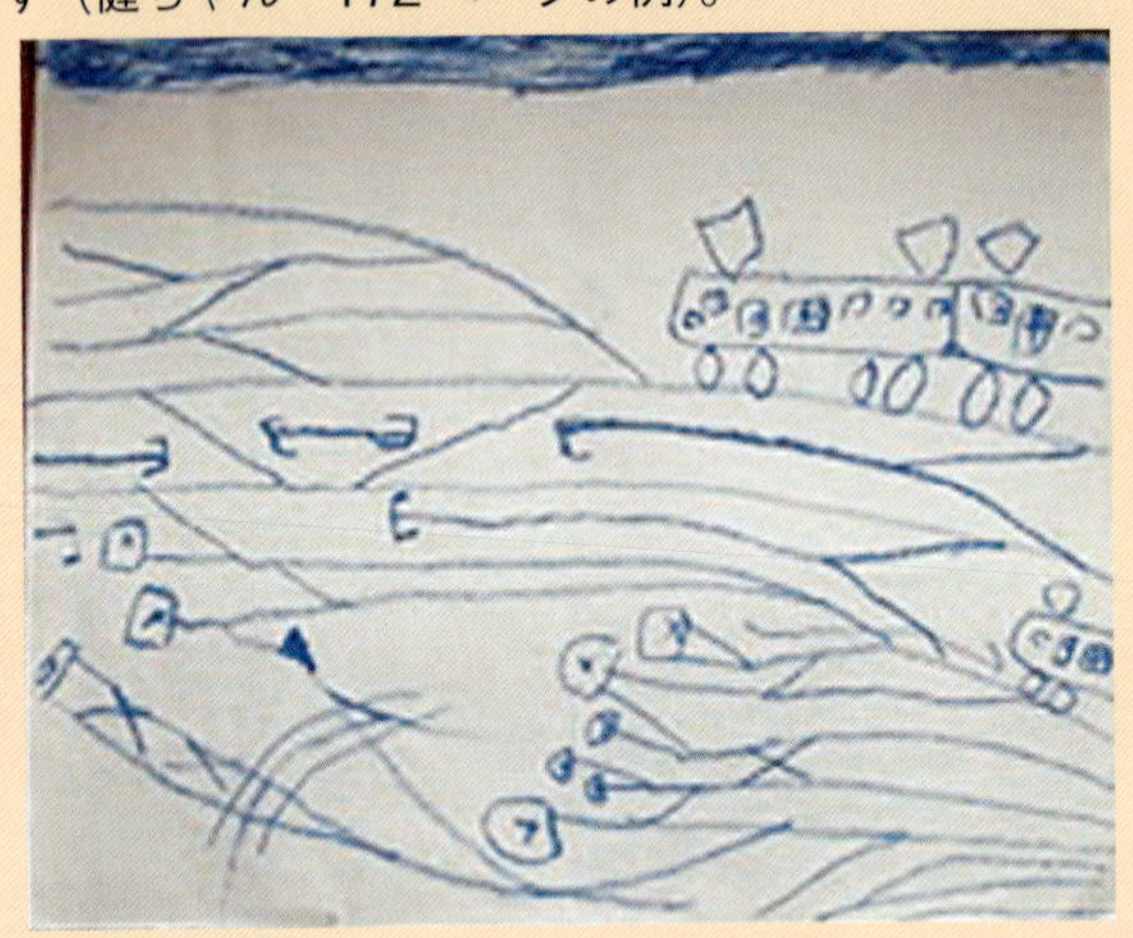

表現1・ミネラル補給前
学校でとまどうことがふえてきたころ、×印が目立つ線路の絵。絵の裏には「行き止まりです。行き止まりです」の文字も書かれ、この時期の不安感が表現されている

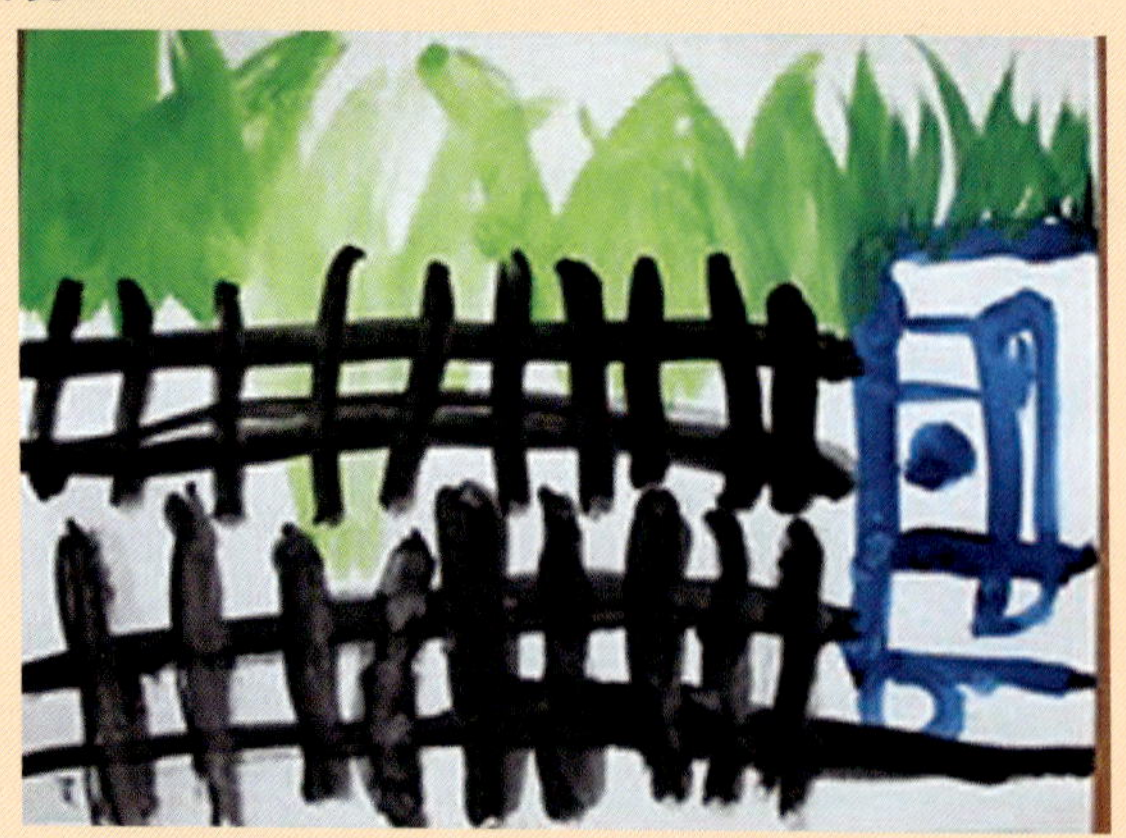

表現2・ミネラル補給後
同じく線路の絵だが、緑、青、黒の絵の具で上に伸びる草や線路がのびやかに描かれる。これは、精神の安定がみられるようになった時期と重なる

第5章

発達障害のメカニズムをくわしく解説

妊娠中は発達障害の生じるリスクが最も高い

この章では、第1章で述べた、「胎生期や発達期のどの時期に脳がダメージを受けたかによって、発達障害の症状は変わってくる」という点を詳しく説明します。それに加えて、第1・2章でお話しした「メチレーション回路」も、補足的な説明をしていきます。

まず、胎生期の脳のでき方、発達障害との関係についてです。

脳の発達のプロセスは、遺伝子によってきちんと決まっています。脳の発育は下から上、中央から左右へと進んでいきます。

脳の最も大きな部分は「大脳」といいます。大脳は右脳（右半球）と左脳（左半球）に分かれ、その両側をつなぐ脳梁（のうりょう）という器官があります。脳の後ろ側の下部には「小脳」、大脳の内側から下に続く部分には、視床（ししょう）や視床下部などの重要な器官を含む「間脳」と、中脳、橋（きょう）、延髄（えんずい）をあわせた「脳幹部」があります。そして、脳の下には、脊髄（せきずい）と呼ばれる中枢神経の束が続き、背骨（脊椎（せきつい））の中を走っています。

右脳・左脳は、それぞれ前頭葉、頭頂葉、側頭葉、後頭葉に分かれます。

大脳の表面は、大脳皮質と呼ばれる層で覆われています。大脳皮質がじゅうぶんに働く

脳の構造

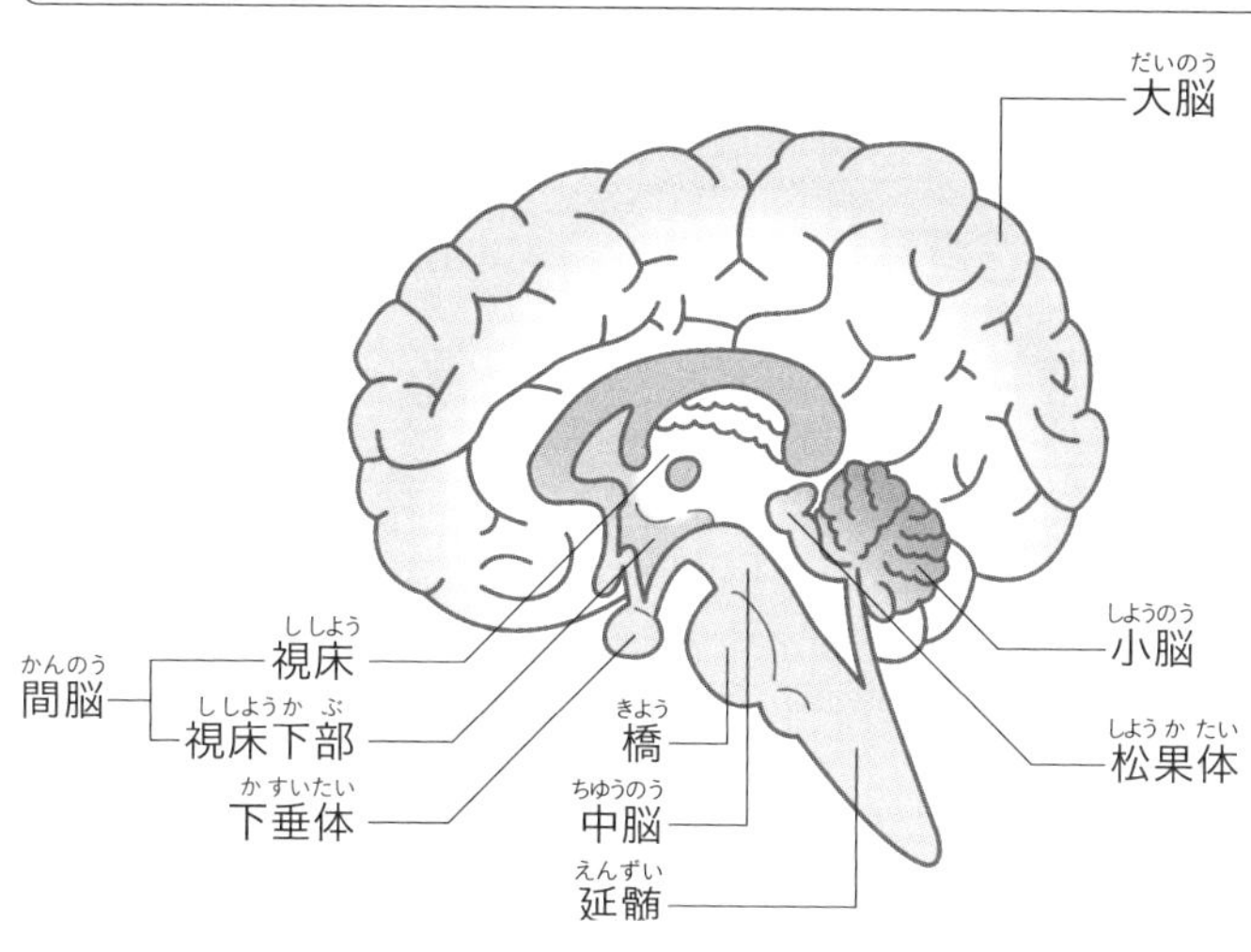

には、大きな表面積を必要とします。頭蓋骨の内側の表面積に比べて、約３倍の面積が必要であるため、大脳皮質は発達するにつれて折りたたまれるようにして頭蓋骨に収まり、表面に深いシワ（凹凸）ができていきます。

受精後26週ほどで、これらの脳の基本構造が整い、脳幹の完成が近づきます。

妊娠中、子宮内にいる胎児の脳は、ものすごいスピードで発達しているわけです。当然、**子宮や母体のちょっとした異常（炎症や代謝の不備、栄養不足など）が、胎児の脳のダメージにつながります。**

その意味で、妊娠中は、最も発達障害の生じるリスクが高い時期といえます。

しかし、妊娠中（胎生期）だけで脳が出来

上がるわけではありません。脳の成長は生まれてからも続きます。

✎POINT

☀脳の基本構造は受精後25週ほどで整、すごい速さで発達する

☀母体の炎症や代謝の不備、栄養不足などが、胎児の脳のダメージにつながる

脳内の変化は一生起こり続ける

脳の神経細胞は、出生後1～2ヵ月でほぼ大人と同じ数になりますが、それで脳の組織が完全に出来上がるわけではありません。出生時に300～400gの重さの脳は、生後1年で一生分以上の脳組織がつくられ、約2倍になります。さらに、3歳で3倍になり、6歳で90%ができ、12歳で大人と同じ重さになります。

重さが大人と同じになっても、脳の発達はまだまだ続きます。そこで起こっているのは、神経細胞の髄鞘（ずいしょう）化と呼ばれる現象です。髄鞘化とは、神経細胞の周りにリン脂質でできたサヤ状の部分ができていくことです。神経細胞をこの組織で取り囲むことにより、情報

を早く伝えられるようになります。

その材料になるリン脂質は、コレステロールを豊富に含みます。ですから、**脳の髄鞘化が起こる時期には、コレステロールが必要**です。コレステロールは体内でつくり出されますが、その材料になる**脂質**を適切にとらなければなりません。

神経細胞の数は、12歳までに一気にふえたあとはあまりふえませんが、髄鞘化が進むことで、さらに体積がふえていきます。また、神経細胞どうしの連結部分であるシナプスもどんどん増加していき、神経の回路網が張り巡らされ、脳の機能を発展させていきます。

さらに、神経細胞の「**刈り込み**」も行われます。植木が伸びすぎたあとに、きれい形に刈り込むように、ひとまず必要以上につくった神経細胞を、不必要な信号がカットされて、より効率よく脳が働くように、適切に刈り込んでいく作業です。

これらの発達は、**10～20代前半まで、非常に速いスピード**で行われます。胎生期ほど根本的な部分ではないにせよ、このような脳の変化が起こっている時期にも、発達障害のリスクは大きいといえます。

さらに、脳内の変化は一生起こり続けます。一昔前は、脳の神経細胞は、一度できたら、そのまま変わらず、ふえもしないといわれていました。しかし、現在では、一生、脳細胞がつくられ続けることを裏づける研究結果が出ています。いろいろな細胞のもとになる幹細胞が、記憶を司る脳の海馬（かいば）などで発見されているのです。

POINT
- 20代前半まで、脳の発達は非常に速いスピードで行われる。この時期も、発達障害のリスクは高い
- 脳細胞は一生つくられ続けることがわかってきた

炎症や栄養障害が起こった時期で症状が変わる

このような一連の脳の発達のうち、どの時期に炎症や栄養障害が起こったかによって、表に出る症状が変わってきます。

例えば、ダメージを受けたのが、「右脳と左脳をつなぐ脳梁が発達するときか」「右脳がより活発に発達しているときか」「そのなかでも基底核（きていかく）（大脳の中心部分）や前頭葉が発達しているときか」「左脳がより活発に働いているときか」「髄鞘化が活発なときか」「刈

り込みの時期か」「シナプスが活発に増加する時期か」などによって変わるのです。

ダメージを受けた脳の部位別に、現れる症状の例を挙げてみましょう。

●右脳機能が低下しているとき

免疫システムが過剰に動き出すので、**自己免疫疾患やアレルギーぜんそく**を引き起こすことがあります。慢性的な食物過敏症を起こしやすく、**リーキーガット**もより強く起こる傾向があります。

自分の体を感じられない状態となり、筋力の張力は弱く、姿勢を保つ筋肉が弱くなります。そのため、連携のとれた動きがしにくく、**奇妙な歩行をして、つっかかったり、バランスをくずして転んだり**します。

対人関係では、社交スキルが低下しているため、**状況にそぐわないことを口にしたり、人の顔や人そのものが覚えられなかったり**します。

創作力が低下しており、非言語的コミュニケーションが苦手で、読むことはできても、その**文章が何を意味しているかわからない**状態になります。

好き嫌いが激しく、味覚が正常でないため、**いろいろな食べものを避ける**ようになります。**注意力が散漫で、突発的で強迫傾向があり、1ヵ所を見たり、人と目を合わせたりするのが苦手**になります。

この場合に起こりやすいのがADHD、アスペルガー症候群、自閉症、トゥレット症候群、強迫性障害、反抗挑戦性障害、非言語学習障害、広汎性発達障害、協調運動発達障害、後遺障害、チックなどです。

●左脳機能が低下しているとき

免疫防御が低下するので、体内に細菌やウイルスがふえやすく、**副鼻腔、肺、呼吸器システムが侵されやすい**のが特徴です。**不整脈**も起こりやすくなります。

物事を順番にすることが難しく、**手先は不器用で、ルールのあるスポーツが嫌いです。ダンスやチームスポーツも苦手**になります。

自分を表現するのが苦手で**自己啓発に弱く、自信がないので、他人からどう見えるか、**何を着ようかといったことにとても気を遣います。

半面、自分自身の感覚に非常に敏感なので、ほかの人を喜ばせたい気持ち、罪悪感や羞恥心などに押しつぶされそうになります。また、**記憶力にも問題が生じ**ます。

その場合に出やすいのが、摂食障害、自傷行為、学習障害（失読症、書字障害、言語障害、計算障害、読書障害）、場面寡黙症、統合運動障害、処理障害、中枢聴覚処理障害などです。

●脳梁に問題があるとき

脳梁は、特に自閉症と関連が深いとされる場所です。男性のほうがもともと小さいとされており、**男性に自閉症が多い原因の1つ**とされます。

さらに、自閉症の子の母親の羊水からは高濃度のテストステロン（男性ホルモンの一種）が多く検出されます。

母親が大きなストレスを受けると、テストステロンが多く分泌され、羊水にも影響を与えると考えられています。テストステロンの作用によって、母体は炎症やストレスをさらに制御しにくくなります。

男児は、自分の胎内でもテストステロンを分泌しているため、母親のストレスによって上がるテストステロンの影響をより受けやすいとされています。

胎児がおなかにいるとき、母親が炎症を起こしていたら、胎児も羊水を介して炎症物質にふれ、脳に慢性炎症を起こすリスクが高まります。まだ未熟な乳幼児は制御できず、炎症が継続することになります。

一部では、発達障害の子どもは、1歳までの頭囲が平均よりも大きいという報告もあるのです。これは、脳が炎症を起こして腫れている可能性を示唆しています。

では、ダメージを受けた脳はもう戻らないのかというと、そんなことはありません。第2章で述べたとおり、脳は形を変えて回復する「可塑性」を持つとわかってきました。

脳は何歳になっても新陳代謝をくり返し、成長を続けています。脳の老廃物を処理する経路も、近年見つかりました。

原因をしっかり取り除いて、再生するための栄養や原材料を入れ、ダメージを受けている箇所に刺激を与えることによって、脳は回復できるのです。第2章で挙げた栄養の補給法と、脳の可塑性を高めるメソッド（ブレインバランスプログラム、アナット・バニエル・メソッド、ビジョンテラピーなど）が、それを促してくれます。

✎ POINT

- **脳の発達のどの時期に炎症や栄養障害が起こったかによって、出る症状が変わる**
- **脳はダメージを受けても、形を変えて回復することができる**

多くの回路がかみ合いながら回っている

第1章で、体のなかで回っている大切な「歯車」、メチレーション回路について述べました。ここで、その補足的なことをお話ししておきます。前述のとおり、メチレーション回路の中ではいくつかの回路がかみ合いながら回っています。第1章でその一部を述べましたが、それを含め、重要な回路について以下に挙げておきましょう。

●**葉酸回路**＝ＤＮＡの産生・修復、神経伝達物質の産生に必要な補酵素を産生する。

●**メチオニン回路**＝多くの回路に必要な補酵素ＳＡＭの産生、脂質や筋肉の産生、遺伝子のスイッチオン・オフ、ホルモンの分解、ホルモン様物質の分解、ホモシステインの産生・再利用を行う。

●**トランススルフェーション回路**＝解毒のために必須であるグルタチオンという物質の産生、アンモニアや硫黄の処理を行う。

●**神経伝達物質回路**＝神経伝達物質であるセロトニン、ドーパミン、ノルアドレナリンの産生・分解、メラトニンの産生を行う。

●**アルジニン回路**＝NO（一酸化窒素）の産生により、血管拡張や殺菌、尿素回路のサポート、アンモニアの解毒などを行う。

このほか、エネルギーを産生するTCA回路、アンモニアを無毒化する尿素回路、アレルギーなどにかかわるヒスタミンの分解、甲状腺ホルモンや性ホルモンの産生・分解、ビタミンD、代謝に重要なキノリン酸、細胞中のミトコンドリアなどにかかわる回路がありますす。さらに回路どうしはつながりあっています。

✎POINT
- **メチレーション回路の中では、いくつかの回路がかみ合って回っている**
- **それ以外にも、重要な回路が体内にはある**

メチレーション回路で働く重要な酵素を列挙

メチレーション回路のなかでは、前述のとおり、多くの酵素が働いています。第1章ではふれなかった具体的な酵素について、全体から見るとごく一部ですが、ここに挙げておきましょう。

ＭＴＨＦＲ＝メチル葉酸（メチル基のついた葉酸）をつくります。これによってできるメチル基がメチレーション回路のなかでやりとりされる。

ＭＴＲ＝ホモシステインという代謝産物からメチオニンをリサイクルする。

ＭＴＲＲ＝ビタミンB_{12}を使ってＭＴＲにメチル基をチャージする。

ＢＨＭＴ＝ホモシステインの別経路のリサイクルを行う。また、メチオニンやジメチルグリシンという物質をつくってＳＡＭの産生にかかわる。

ＣＢＳ＝ホモシステインを分解してシステインというアミノ酸をつくる。解毒に欠かせないグルタチオンという物質を産生するためにキーとなる酵素。

ＶＤＲ＝ビタミンＤの受容体を働かせる。ミネラルの吸収や免疫のバランスにかかわる。

ＣＯＭＴ＝神経伝達物質のドーパミン、エピネフリン、ノルエピネフリン、エストロゲンを分解する（使い終わったあと、過剰なときなど）。

ＭＡＯＡ＝神経伝達物質に働きかけるチラミン（アミンの一種）という物質と、神経伝達物質のドーパミン、ノルエピネフリン、セロトニンを分解する。

ＭＡＯＢ＝神経伝達物質のエピネフリン、ヒスタミン、ドーパミンを分解する。

ＤＡＯ＝炎症やアレルギーにかかわるヒスタミンを分解する。
ＧＡＤ＝神経伝達物質に変わるＧＡＢＡ（ギャバ）を産生する。
ＧＳＴ＝解毒に欠かせないグルタチオンを産生する。
ＧＳＳ＝同じくグルタチオンを産生する。

これらの酵素には、それぞれよりよく働くために必要な補酵素（ビタミン）、補因子（ミネラル）が存在します。例えば、ＭＴＲには亜鉛とビタミンB_{12}、ＭＴＨＦＲにはビタミンB_2とB_3、ＣＢＳにはビタミンB_6などが補酵素や補因子として必要です。

各酵素は、特有の遺伝子の働きによってできます。前述のとおり、ＳＮＰｓ（スニップス）などの遺伝子トラブルがあると、酵素ができにくくなります。しかし、補酵素や補因子となるビタミン・ミネラルがじゅうぶんあれば、適切に働くため、遺伝子トラブルがあっても日常生活に支障が出るようなトラブルは起こりにくくなります。

ただし、ビタミン・ミネラルを補給する前に、炎症などの代謝の阻害因子を取り除くべきことは、すでに述べました。代謝を阻害するものをマイナスするとともに、必要なものをプラスして、車の両輪のように食事と生活を整えていきましょう。そうすれば、遺伝子トラブルがあったとしても、発達障害は改善していけるのです。

✎POINT

☀酵素ができにくくても、ビタミン・ミネラルがじゅうぶんあれば、トラブルは起こりにくくなる

☀食事・生活を整えれば、遺伝子トラブルがあっても発達障害は改善できる

おわりに

「じっと座っていられずに立ち歩く」

「思いどおりにならないと大泣きして暴れ、パニックになる」

「会話は相手の言葉をオウム返しにするだけ」

お子さんのさまざまな症状に対し、途方に暮れているお母さんがたが大勢いらっしゃいます。医療機関に行けばクスリを処方され、それを飲ませるとおとなしくはなるけれど、今度は、沈み込んで「自分の子ではないみたい」と感じ、クスリの副作用も心配になって心が揺れ動きます。

しかし、食の取り組みをしていくなかで、多くのケースでクスリを使わなくても、子どもたちが落ち着き、表情が明るくなり、言葉も出るようになって笑顔を取り戻していく姿を、目(ま)の当たりにしてきました。

特に、色彩心理の手法を使って、絵の変化を追っていくと、追いつめられて逃げ場のない子どもたちの思いや、トゲトゲしい感情が、しだいに穏やかに明るく変わっていく様子が如実に現れます。絵の変化と呼応して、実際の生活でも、目を見張るような変化が見られました。

そのことを知ってから私は、1人でも多くのかたに食の力を知っていただきたいと、『食べなきゃ、危険!』共著者の、食品と暮らしの安全基金の調査と並行し、代表を務めた「子どもの心と健康を守る会」(「食育心理研究所」へ移行)で、発達障害のお子さんとお母さんがたへの提案とサポートに力を入れてきました。

すると、「食の取り組みで、発達障害の症状がよくなることを、もっともっと多くの人に知ってもらい、実践してほしい」という思いに駆られます。

こうして活動を続けていくなかで、内山葉子(うちやまようこ)先生のご著書に出会いました。医師である内山先生が、クスリを使う前に大切な食に着目し、実際に食事指導を中心として発達障害を改善されている事実を知って、衝撃が走りました。

やがて、内山先生に直接お目にかかる機会が訪れてきました。京都府地域力再生交付金採択事業「キレる子どものための食育インストラクター養成講座」のテキストとして、ご著書を使わせていただくなかで、本講座の公開講座でご登壇くださり、講演を拝聴できたのです。本講座の主催者の井原浩二(いはらこうじ)さん、ともに講座を進めてきた故・三宅清司(みやけきよし)さん、思い切って先生に講演を依頼された塩井淳子(しおいじゅんこ)さんのおかげで実現できました。

当日、食の取り組みの裏づけとなる科学的なお話を、先生からうかがうことができ、大きな勇気と希望をいただき、心が揺さぶられ、思わず涙がこぼれました。

今回、尊敬する内山先生との共著書を出す機会に恵まれたことは、私にとって望外の喜びです。

読者の皆様に食の取り組みの実際をお伝えするため、これまで経験したなかから5つの実例を紹介しました。個人的な事例ではありますが、お子さんやお母さんがたの生の声を通じて、食の重要性と力を感じていただけたら幸いです。

さまざまなミネラル食材を使い、手軽に作れて、おいしく栄養素がとれるレシピも紹介しました。日ごろの活動や、調理の実演講座のなかで提案している、好評なレシピばかりなので、ぜひお試しください。

お子さんが発達障害と診断され、悩むお母さんがた、ご家族に、本書が届いて役立つことを心から願っています。

2024年盛夏

食育心理研究所代表　国光美佳

おわりに

今、かつてないほど「発達障害」が注目されています。

背景には治療薬の事情も絡んだ「過剰診断」の問題がありますが、それを差し引いても患者数がふえており、実際に困っている親御さんが多いことが、注目されている最大の理由でしょう。

最近では、発達障害と食事の関係や、発達障害の改善に役立つとされる種々のメソッドが知られるようになってきて、本やインターネットで多くの情報が発信されています。

かつては、「生まれつきの障害であり、遺伝的な問題だから治らない」とされていた発達障害が、食事をはじめとする環境を整えることで改善できるとわかってきて、一気に注目を集めているのが今の状況です。

それだけに、多くの情報が飛び交って、戸惑う人もいるでしょう。

例えば、発達障害と食事の関係にしても、不足している栄養素の補給だけが強調されがちです。栄養素の補給は、もちろん重要ですが、本書で述べたように、炎症や有害物の影響、それらによる代謝の不調があると、せっかくよい材料を体に入れても、うまく使うことができません。

川の流れがせき止められているのに、どんどん水を流すようなもので、栄養素が無駄になるうえ、ときにはかえって害になることもあります。

そういう観点がないと、「よいといわれる栄養素をとっているのに改善しない」と失望したり、「けっきょくクスリでないとダメだ」という方向に戻っていったりする人も出てきます。これは、たいへんもったいないことです。

また、一生懸命、療育に励んでも、効果が思ったより現れず、悩まれているかたも、食事を見直し、炎症を改善すれば、ぐっと効果が上がるのです。

このような現状のなか、発達障害に関する正しい知識をお伝えしたいと考えて書いたのが本書です。私が、特に本書でいいたかったことは、大きく2つあります。

第一に、「クスリを使うのは最終手段にして、その前にできることをやってみましょう」ということ。第二に、「代謝の阻害要因を除いてから、必要な栄養素を入れましょう」ということです。川のたとえでいえば、「流れをせき止めている土砂やゴミがあるのなら、それを取り除いてから水を流す」ということになります。

具体的には、炎症を起こして代謝を阻害する、「砂糖、小麦製品、牛乳、加工品」などの食品や化学物質を避けながら、ビタミン・ミネラルやたんぱく質、良質な油を、まずは食事からとっていくということです。

これを実践してくださったら、多くの発達障害は、医療機関に行かなくても改善できるでしょう。それが本書の狙いでもあります。

現在の日本では、医療の流れにのせられると、発達障害の診断から投薬までハイスピードで進みがちです。重症例で、すぐにでもクスリの助けを借りたいという場合を除けば、医療機関に行くより、本書で紹介した対策を家庭でやっていったほうが、安心・安全であり、むしろ効率よく根本から改善できます。

学校からの指示や、親戚などからの助言で、医療機関に行くことが決まっている場合でも、まずは受診日までの間に、本書で紹介したことを実践してみてください。

「受診が3週間待ち」などということはよくありますが、その間に実践してくださるだけでも、多くの場合は改善が実感できるでしょう。そうなれば、「クスリを使う前に、もう少しこの方法を試したい」という主張もしやすいのではないでしょうか。

「医療を介さなくても、多くの発達障害は自助努力で改善できる」ということの1つの証明になっているのが、本書の共著者、国光美佳（くにみつみか）さんの活動です。国光さんとは、私が京都府地域力再生交付金採択事業「キレる子どものための食育インストラクター養成講座」の講演を行った際に出会いました。この講演は、講座の運営者の塩井淳子（しおいじゅんこ）さんから依頼されたものです（塩井さんは、この講座で私の本を教科書にしてくれています。その講座、及び自宅で行っている子ども食堂で、オーガニック野菜などを使った手作り料理により、参加者のお子さんやご家族が変わっていく姿を目の当たりにしていたそうです）。

国光さんに最初にお目にかかったとき、キラキラしたまなざしで、活動について語られたのが印象的でした。活動のなかで、拙著をテキストとして使ってくださっているとのことでした。きめ細かい提案と詳細な記録をされ、子どもたちの変化を色彩心理的な側面からもとらえておられるので、読者の皆さんの参考になると思います。

当院のように、医療の枠組みのなかで、できるだけクスリを使わずに発達障害の治療に取り組むのは、率直にいってたいへんな面もあります。食事内容を聞き取り、一人ひとりに合う指導をし、必要に応じて高額な検査をし、時間をかけて説明やアドバイスをしていかなければならないからです。

それでも、今、発達障害のお子さんの診療をすることは、私の大きな喜びになっています。初診時には言葉が出ず、青白い顔で目も合わさなかったお子さんが、食事や生活を改善するにつれ、しっかりした輝くまなざしでこちらを見つめ、言葉も出るようになり、「先生、あのね」とおしゃべりをしてくれるのです。この仕事をしていてよかったと、幸せを感じる瞬間です。

当院で長く経過を見るのは、難しい症例の場合です。それ以外は、食事や生活指導ですぐに改善して、「卒業（通院終了）」になります。なかには、1～2ヵ月で改善する例も珍しくありません。これは本来、発達障害に関する正しい知識と対処法が広まっていれば、医療機関に来るまでもなく、日常生活のなかで改善できたケースです。

本書は、そのように日常的な対策によって、発達障害がよくなるお子さんがふえてほしいという願いを込めてつくりました。情報の混乱も見られる発達障害について、正しくとらえて対処するためのガイドブックとして、ご活用いただければ幸いです。

2024年盛夏

葉子クリニック院長　内山葉子

参考文献

書籍

内山葉子　毒だらけ、子どもの病気は食事で治す　　評言社
内山葉子　パンと牛乳は今すぐやめなさい！
内山葉子　おなかのカビが病気の原因だった
内山葉子　健康情報のウソに惑わされないで！
内山葉子　この薬、飲み続けてはいけません！　以上、マキノ出版
食品と暮らしの安全基金、小若順一、国光美佳
　　　　食べなきゃ、危険！　三五館シンシャ
月刊　食品と暮らしの安全
国光美佳　キレなくなった子どもたち　食品と暮らしの安全基金
真弓定夫・国光美佳監修　奇跡の食育２　美健ガイド社
ウィリアム・ショー
　　　　自閉症と広汎性発達障害のための生物学的治療法　　コスモ 21　2011
ステファン・W/ ポージェス　ポリヴェーガル理論入門　　春秋社 2018
Dr Robert Melillo AUTISM PERIGEE2012（訳本　薬に頼らず家庭で治せる発達障害とのつきあい方　CrossMedia Publishing）
アナット・バニエル　限界を超える子どもたち　太郎次郎エディタス
Ben Lynch ND.　Dirty Genes HarPerOne
Paul Thomas MD and Jennifer Margulis PhD
　　　　The Vaccine- Friendly Plan　BALLANTINE　BOOKS
高橋　徳　人のために祈ると超健康になる！　マキノ出版
ノーマン・ドイジ　脳はいかに治癒をもたらすか　　紀伊國屋書店

論文

Aqostoni C, Nobile M, Ciappolino V et al. The Role of Omega-3 Fatty Acids in Developmental Psychopathology: A Systematic Review on Early Psychosis, Autism, and ADHD. Int J Mol Sci.2017 Dec 4;18(12). pii: E2608.

Benedict C, Vogel H, Jonas W et al. Gut microbiota and glucometabolic alterations in response to recurrent partial sleep deprivation in normal-weight young individuals. Mol Metab. 2016 Oct 24;5(12):1175-1186.

参考文献

Codella R, Luzi L, Terruzzi I. Exercise has the guts: How physical activity may positively modulate gut microbiota in chronic and immune-based diseases. Dig Liver Dis 2018 Apr; 50(4):331-341.

Cortesi F, Giannotti F, Sebastiani T et al. Controlled-release melatonin, singly and combined with cognitive behavioural therapy, for persistent insomnia in children with autism spectrum disorders: a randomized placebo-controlled trial. J Sleep Res. 2012 Dec;21(6):700-9.

Deth R, Muratore C, Benzecry J et al. How environmental and genetic factors combine to cause autism: A redox/methylation hypothesis. NeuroToxicology 2008 Jan;29(1), 190-201.

Ding ML, Ma H, Man YG et al. Protective effects of a green tea polyphenol, epigallocatechin-3-gallate, against sevoflurane-induced neuronal apoptosis involve regulation of CREB/BDNF/TrkB and PI3K/Akt/mTOR signalling pathways in neonatal mice. Can J Physiol Pharmacol 2017 Dec; 95(12): 1396-1405.

Drago S, El Asmar R, Di Pierro M et al. Gliadin, zonulin and gut permeability: Effects on celiac and non-celiac intestinal mucosa and intestinal cell lines. Scand J Gastroenterol. 2006 Apr;41(4): 408-419.

Estes ML, McAllister AK. Maternal immune activation: implication for neuropsychiatric disorders. Science 2016 Aug 19,353(6301), 772-777.

Fanq XY, Xu WD, Huanq Q et al. 5,10-Methylenetetrahydrofolate reductase polymorphisms and colon cancer risk: a meta-analysis. Asian Pan J Cancer Prev. 2014; 15(19):8245-50.
Fasano A. Zonulin, regulation of tight junctions, and autoimmune diseases. Ann N Y Acad Sci 2012 Jul; 1258: 25-33.

Fields RD, Araque A, Johansen-Berg H et al. Glial biology in learning and cognition. Neuroscientist. 2014 Oct;20(5):426-31.

Flavell SW, Greenberg ME. Signaling Mechanisms Linking Neuronal Activity to GeneExpression and Plasticity of the Nervous System. Annu Rev Neurosci. 2008; 31:563-590.

Frye RE, Rose S, Slattery J et al. Gastrointestinal dysfunction in autism spectrum disorder: the role of the mitochondria and the enteric microbiome. Microb Ecol Health Dis 2015 May 7; 26: 27458.

Ghalichi F, Ghaemmaghami J, Malek A et al. Effect of gluten free diet on gastrointestinal and behavioral indices for children with autism spectrum disorders: a randomized clinical trial. 2016Nov;12(4):436-442. Epub 2016 Jun 10 Eur J Nutr. 2018 Mar;57(2):433-440.

Greenberg R, Groves ML, Dower HJ. Human beta-casein. Amino acid sequence and identification of phosphorylation sites. J Biol Chem. 1984 Apr 25;259(8):5132-8.

Gringras P, Nir T, Breddy J et al. Efficacy and Safety of Pediatric Prolonged-Release Melatonin for Insomnia in Children with Autism Spectrum Disorder. J Am Acad Child Adolesc Psychiatry. 2017 Nov;56(11):948-957.e4.

Han W, Tellez LA, Perkins MH et al. A neural circuit for gut-induced reward. Cell 2018 Oct 18;175(3): 665-678.

Hoppe JB, Coradini K, Frozza RL et al. Free and nanoencapsulated curcumin suppress β -amyloid-induced cognitive impairments in rats: involvement of BDNF and Akt/GSK-3 β signaling pathway.Neurobiol Learn Mem. 2013 Nov;106:134-44.

Hughes V. Microglia: The constant gardeners. Nature 2012, 485(7400): 570-572

Jiang NM, Cowan M, Moonah SN et al. The Impact of Systemic Inflammation on Neurodevelopment.Trends Mol Med. 2018 Sep;24(9):794-804

Kaelberer M.M, Buchanan KL, Klein ME et al. A gut-brain neural circuit for nutrient sensory trandsution. Science 2018 Oct 18; 175(3): 665-678.

Kawabe K, Horiuchi F, Miyama T et al. Internet addiction and attention-deficit /

hyperactivity disorder symptoms in adolescents with autism spectrum disorder. Res Dev Disabil. 2019 Jun;89:22-28.

Kruger JM, Opp MR. Sleep and Microbes.Int Rev Neurobiol. 2016;131:207-225.

Kruse AB, Kuerschner AC, Kunze M et al. Association between high risk for preterm birth and changes in gingiva parameters during pregnancy-a prospective cohort study.
Clin Oral Investig. 2018 Apr;22(3):1263-1271.
León R, Silva N, Ovalle A et al. Detection of Porphyromonas gingivalis in the amniotic fluid in pregnant women with a diagnosis of threatened premature labor. J Periodontol. 2007 Jul;78(7):1249-55.

Malaquarnera M and Cauli O. Effects of l-Carnitine in Patients with Autism Spectrum Disorders: Review of Clinical Studies. Molecules. 2019 Nov 22;24(23). pii: E4262..

Michalski MC, Januel C. Does homogenaization affect the human health properties of cow's milk? Trends Food Sci Technol 2006; 17: 423-437.

Molendijk ML, Haffmans JP, Bus BA. et al. Serum BDNF Concentrations Show Strong Seasonal Variation and Correlations with the Amount of Ambient Sunlight. PLoS One 2012; 7(11): e48046..

Moltenia M, Barnarda RJ, ZYinga C et al. "A high-fat, refined sugar diet reduces hippocampal brain-derived neurotrophic factor, neuronal plasticity, and learning" Neuroscience 2002; 112(4), 803-814.

Nilsen FM and Tulve NS. A systematic review and meta-analysis examining the interrelationships between chemical and non-chemical stressors and inherent characteristics in children with ADHD. Environ Res. 2020 Jan;180:108884.

Orchard TS, Gaudier-Diaz MM, Phuwamongkolwiwat-Chu P et al. Low Sucrose, Omega-3 Enriched Diet Has Region-Specific Effects on Neuroinflammation and Synaptic Function Markers in a Mouse Model of Doxorubicin-Based Chemotherapy. Nutrients. 2018 Dec 18;10(12). pii: E2004.

Pall ML. Microwave frequency electromagnetic fields (EMFs) produce widespread neuropsychiatric effects including depression. J Chem Neuroanat. 2016 Sep;75(Pt B):43-51.

Piwowarczyk A, Horvath A, Łukasik J et al. Gluten- and casein-free diet and autism spectrum disorders in children: a systematic review. Eur J Nutr. 2018 Mar;57(2):433-440.

Prata J, Santos SG, Almeida MI et al. Bridging Autism Spectrum Disorders and Schizophrenia through inflammation and biomarkers - pre-clinical and clinical investigations. J Neuroinflammation. 2017 Sep 4;14(1):179.

Presumey J, Bialas AR, Carroll MC.Complement System in Neural Synapse Elimination in Development and Disease. Adv Immunol 2017 ; 135: 53-79.

Qi G, Mi Y, Wang Y, Li R et al. Neuroprotective action of tea polyphenols on oxidative stressinduced apoptosis through the activation of the TrkB/CREB/ BDNF pathway and Keap1/Nrf2 signaling pathway in SH-SY5Y cells and mice brain. Food Funct. 2017 Dec 13; 8(12): 4421- 4432.

Rahman MT, Ghosh C, Hossain M et al. IFN- γ , IL-17A, or zonulin rapidly increase the permeability of the blood-brain and small intestinal epithelial barriers: Relevance for neuroinflammator diseases. Biochem Biophys Res Commun. 2018 Dec 9;507(1-4):274-279.

Reynolds AC, Paterson JL, Ferquson SA et al. The shift work and health research agenda:Considering changes in gut microbiota as a pathway linking shift work, sleep loss and circadian misalignment, and metabolic disease. Sleep Med Rev. 2017 Aug; 34: 3-9.

Rodriquez JI, Kern JK. Evidence of microglial activation in autism and its possible role in brain underconnectivity. Neuron Glial Biol 2011, 7(2-4) 205-213.

Saenger T, Vordenbäumen S, Genich S et al. Human α S1-casein induces IL-8 secretion by binding to the ecto-domain of the TLR4/MD2 receptor complex. Biochim Biophys Acta Gen Subj. 2019 Mar;1863(3):632-643.

Salter MW, Stevens B.Microglia emerge as central players in brain disease. Nat Med. 2017 Sep 8; 23(9): 1018-1027.

Santini SJ, Cordone V, Falone S et al. Role of Mitochondria in the Oxidative Stress Induced by Electromagnetic Fields: Focus on Reproductive Systems. Oxid Med Cell Longev. 2018 Nov 8;2018:5076271.

Schlegel P, Novotny M, Klimova B et al. "Muscle-Gut-Brain Axis" : Can Physical Activity Help Patients with Alzheimer' s Disease Due to Microbiome Modulation? J Alzheimers Dis. 2019 Aug 24. doi: 10.3233/JAD-190460.

Sener EF, Oztop DB, Ozkul Y. MTHFR Gene C677T Polymorphism in Autism Spectrum Disorders. Genet Res Int 2014; 2014:698574.

Serra MP, Boi M, Poddighe L et al. Resveratrol Regulates BDNF, trkB, PSA-NCAM, and Arc Expression in the Rat Cerebral Cortex after Bilateral Common Carotid Artery Occlusion and Reperfusion. Nutrients. 2019 May 1;11(5). pii: E1000.

Severance EG, Gressitt KL, Alaedini A et al. IgG dynamics of dietary antigens point to cerebrospinal fluid barrier or flow dysfunction in first-episode schizophrenia. Brain Behav Immun. 2015 Feb;44:148-58.

Shaw W. Increased urinary excretion of a 3-(3-hydroxyphenyl)-3-hydroxypropionic acid (HPHPA), an abnormal phenylalanine metabolite of Clostridia spp. in the gastrointestinal tract,in urine samples from patients with autism and schizophrenia. Nutr Neurosci. 2010 Jun;13(3):135-43.

Szuhany KL,Bugatti M, Otto MV. A meta-analytic review of the effects of exercise on brain derived neurotrophic factor. Psycheatric Res 2015; 60,56–64.

Van der Put NM, Gabreels F, Stevens EM et al. A second Common Mutation in the Methyleneterahydrofolate Reductase Gene: An Additional Risk Factor of Neural-Tube Defects? Am J Hum Genet 1998 May;62(5):1044-1051.

Van Tilborg E, Achterberg EJM, van Kammen CM et al. Combined fetal inflammation and postnatal hypoxia causes myelin deficits and autism-like behavior in a rat model of diffuse white matter injury. Glia. 2018 Jan;66(1):78-93.

Varatharaj A, Galea I. The blood-brain barrier in systemic inflammation Brain, Behavior, and Immunity 60 (2017) 1–12.

Wink LK, Adams R, Wang Z et al. A randomized placebo-controlled pilot study of N-acetylcysteine in youth with autism spectrum disorder. Mol Autism. 2016 Apr 21;7:26.
Wiss DA, Avena N, Rada P. Sugar Addiction: From Evolution to Revolution. Front Psychiatry. 2018 Nov 7;9:545.

Zhao X,Pak CH, SmrtRD et al. Epigenetics and Neural Developmental Disorders: Washington. Epigenetics. 2007;2(2): 126–134.

Ziats MN, Comeaux MS, Yang Y et al. Corrigendum to "Improvement of regressive autism symptoms in a child with TMLHE deficiency following carnitine supplementation" .Am J Med Genet A. 2015 Oct;167A(10):2496

内山葉子（うちやま・ようこ）

関西医科大学卒業・大学病院・総合病院で腎臓内科・循環器・内分泌を専門に臨床・研究を行った後、福岡県北九州市で葉子クリニックを開設、院長を務める。医学博士、総合内科専門医、腎臓内科専門医。全人的な医療に基づき、自然医療や漢方・機能性食品などの補完・代替医療と西洋医学、心のケアなどを統合的に行い、さまざまな分野の難治性疾患の治療を行う。著書に『子どもの病気は食事で治す』『毒だらけ』（評言社）、『免疫力をととのえる　薬膳酵素ごはん』『デジタル毒』『改訂増補版　おなかのカビが病気の原因だった』（ユサブル）、『腎臓をよくする食事』（三和書籍）などがある。

葉子クリニックのホームページ
www.yoko-clinic.net

国光美佳（くにみつ・みか）

大妻女子大学家政学部児童学科卒業後、幼稚園、学童保育所に勤務。女子栄養大学文科省認可通信講座「栄養と料理一般講座」を修了。NPO法人「食品と暮らしの安全基金」勤務を経て、「食育心理研究所」設立。発達障害、低体温、うつ症状、睡眠障害などミネラル補給による改善例の発信、レシピ監修、および食生活と心のケアの両面から家庭教育相談、「家庭」×「給食」×「教育」の３本柱で子どもたちの育ちを支えるミネラルハート実践講座、出張授業、講演活動などを展開している。監修書に『奇跡の食育②』（美健ガイド社）、共著に『食べなきゃ、危険！』『脳にも悪い違反食品』（三五館シンシャ）がある。育児雑誌「クーヨン」（クレヨンハウス）にて「ミネラルオーガニック相談室」を連載中。一般社団法人国際食学協会理事。

国光美佳公式サイト
https://kunimitsumika.com/

発達障害にクスリはいらない
〜子どもの脳と体を守るレシピ40〜

2024年9月24日　第1版第1刷発行

著　者　内山葉子
国光美佳

発行者　高橋　考

発行所　三和書籍

〒112-0013　東京都文京区音羽2-2-2
TEL 03-5395-4630　FAX 03-5395-4632
info@sanwa-co.com
https://www.sanwa-co.com/
印刷／製本　中央精版印刷株式会社

ISBN978-4-86251-564-3　C0077